成渝地区双城经济圈健康与旅游产业融合发展研究

CHENGYU DIQU SHUANGCHENG JINGJIQUAN
JIANKANG YU LÜYOU CHANYE RONGHE FAZHAN YANJIU

■ 陈雪钧 邓 莹 著

U0280322

重庆大学出版社

内容提要

　　健康产业与旅游产业融合发展对于满足国民康养旅游需求、促进区域协同发展具有重要意义。本书选取成渝地区双城经济圈为研究区域，收集 2016—2021 年面板数据，借助 SPSS、ArcGIS、UCINET 等软件，运用耦合协调度法、社会网络分析法、地理探测器等方法探究当前健康产业与旅游产业融合的时空特征及影响因素，主要内容包括：成渝地区双城经济圈健康产业与旅游产业融合的 PEST 分析、成渝地区双城经济圈健康产业与旅游产业融合的时序特征分析、成渝地区双城经济圈健康产业与旅游产业融合的空间特征分析、成渝地区双城经济圈健康产业与旅游产业融合的影响因素分析、成渝地区双城经济圈健康产业与旅游产业融合发展的经验与启示、成渝地区双城经济圈健康产业与旅游产业融合发展的对策。本书的创新点有：从时序演化和空间演化两个维度分析了健康产业与旅游产业融合的时空特征，特别是基于产业融合视角刻画了健康产业与旅游产业融合的空间联系网络特征；从供需关系角度构建了健康产业与旅游产业融合的影响机制框架，引入地理探测器探究健康产业与旅游产业融合度空间分异的影响因素，是对现有研究成果的有益补充。本书的知识性与应用性强，内容新颖全面，框架结构合理，既可以作为康养管理与旅游管理专业研究生的课程教材、康养旅游研究学者的参考书，也可以作为康养旅游经营管理者的培训教材。

图书在版编目（CIP）数据

　　成渝地区双城经济圈健康与旅游产业融合发展研究/
陈雪钧，邓莹著. --重庆：重庆大学出版社，2023.11
　ISBN 978-7-5689-4234-8

　Ⅰ.①成… Ⅱ.①陈…②邓… Ⅲ.①医疗保健事业—产业
发展—关系—旅游业发展—研究—成都②医疗保健事业—
产业发展—关系—旅游业发展—研究—重庆 Ⅳ.
①R199.2②F592.711③F592.719

　中国国家版本馆 CIP 数据核字（2023）第 224634 号

成渝地区双城经济圈
健康与旅游产业融合发展研究
陈雪钧　邓　莹　著
策划编辑：尚东亮
责任编辑：黄菊香　　版式设计：尚东亮
责任校对：刘志刚　　责任印制：张　策

*

重庆大学出版社出版发行
出版人：陈晓阳
社址：重庆市沙坪坝区大学城西路 21 号
邮编：401331
电话：（023）88617190　88617185（中小学）
传真：（023）88617186　88617166
网址：http://www.cqup.com.cn
邮箱：fxk@cqup.com.cn（营销中心）
全国新华书店经销
重庆升光电力印务有限公司印刷

*

开本：720mm×1020mm　1/16　印张：10　字数：145 千
2023 年 11 月第 1 版　　2023 年 11 月第 1 次印刷
ISBN 978-7-5689-4234-8　定价：58.00 元

前　言

党的二十大报告提出："推进健康中国建设。人民健康是民族昌盛和国家强盛的重要标志。把保障人民健康放在优先发展的战略位置，完善人民健康促进政策。"新时期国民对卫生健康服务的类型和品质提出了更高的要求。老年人群和亚健康人群的数量不断增加，健康产业与旅游产业加速融合，康养旅游作为一种新兴的旅游形式迎来了市场发展的"新蓝海"。响应成渝地区双城经济圈建设国家战略，以融合发展理念创新成渝地区双城经济圈健康产业与旅游产业融合发展的新范式、新路径和新格局，既是理论创新的时代呼唤，又是产业实践的理性追求。面对当前成渝地区健康产业与旅游产业融合层次浅、效率低、协同差等现实难题，研究"成渝地区双城经济圈健康产业与旅游产业融合发展"议题，具有重大的理论价值与现实意义。

本书以成渝地区双城经济圈健康产业与旅游产业融合发展为研究对象，全书共分9章。第一章绪论，包括研究背景与意义、研究内容与方法、相关概念界定、研究思路与技术路线、研究创新点等。第二章文献综述与理论基础，包括国内外研究现状分析及产业融合理论、耦合协调理论和空间相互作用理论介绍。第三章成渝地区双城经济圈健康产业与旅游产业融合的 PEST 分析。基于PEST 理论从政治环境、经济环境、社会环境、技术环境 4 个维度构建分析框架，剖析外部环境变化对成渝地区双城经济圈健康产业与旅游产业融合发展的影响。第四章成渝地区双城经济圈健康产业与旅游产业融合的时序特征分析。构建健康产业与旅游产业融合度评价指标体系，采用熵值法、耦合协调度法定量测算健康产业和旅游产业的综合发展水平及两大产业的融合度，以期助推成渝地区双城经济圈健康产业与旅游产业高质量融合发展。第五章成渝地区双城经济圈健康产业与旅游产业融合的空间特征分析。在对成渝地区双城经济圈健康产业与旅游产业的融合发展水平进行时序演化分析的基础上,进一步探究当前两大产业融合的空间分布特征,借助 ArcGIS 软件和 UCINET 软件,对两大产业综合发展水平、融合度及融合的空间联系网络进行空间演化分析。第六章成渝地区双城经济圈健康产业与旅游产业融合的影响因素分析。运用地理探测器方法,从因子探测和交互探测两方面探究成渝地区双城经济圈健康产业与旅游产业融合发展的影响因素及影响机制,以期精准施策,促进二者高效融合发展。第七章成渝地区双城经济圈健康产业与旅游产业融合发展的经验与启示。选取四川省成都市和乐山市、重庆市北碚区和黔江区进行案例研究,从政策支持、产业融合、产品创新、营销推广、品牌经营、人才培养等方面总结各地探索健康产业与旅游产业融合发展的实践经验。第八章成渝地区双城经济圈健康产业与旅游产业融合发展的对策。针对健康产业与旅游产业融合发展存在的问题,基于影响融合度空间分异的主要因素以及案例启示,从提振产业融合效应、优化协调发展空间、促进产业要素协同、补齐发展环境短板 4 个方面提出健康产业与旅游产业融合发展的对策。第九章研究结论与展望。总结归纳研究结论,并对其展开相关讨论,提炼本书在理论和实践上的主要贡献。

本书由重庆交通大学陈雪钧教授和重庆市梁平区竹山镇人民政府职工邓莹硕士共同撰写完成。本书出版得到了重庆市社会科学规划英才计划项目"新时期重庆康养旅游产业创新发展研究"（2021YC046）、四川省哲学社会科学重点研究基地四川旅游发展研究中心项目"成渝地区双城经济圈康养旅游协同创新发展研究"（LY22-05）、重庆市教委人文社科项目"疫情常态化下成渝地区康养旅游产业生态圈协同创新发展研究"（22SKGH453）的资助。由于时间仓促,作者水平有限,书中难免存在一些不足之处,敬请广大读者批评指正。

陈雪钧　邓　莹

2023 年 10 月

目　录

第五章　成渝地区双城经济圈健康产业与旅游产业融合的空间特征分析

第六章　成渝地区双城经济圈健康产业与旅游产业融合的影响因素分析

第七章　成渝地区双城经济圈健康产业与旅游产业融合发展的经验与启示

第一章 绪论

第一节 研究背景与意义

一、研究背景

我国十分重视健康产业与旅游产业的融合发展,2016 年中共中央、国务院印发《"健康中国 2030"规划纲要》,提出积极推进健康产业与旅游等产业融合,催生康养旅游新业态。党的二十大报告提出"推进健康中国建设……把保障人民健康放在优先发展的战略位置"。国民对身体健康越来越关注,老年人群和亚健康人群数量的增长,为康养旅游业带来了新的发展契机。第七次全国人口普查数据显示,截至 2020 年 11 月 1 日,我国 65 岁以上老年人口数量为 1.9 亿人,占比高达 13.5%。我国庞大的老年群体及健康养生需求的增长为康养旅游产业发展奠定了广阔的市场基础。在此背景下,健康产业与旅游产业加速融合,康养旅游作为一种新兴的旅游形式受到了人们的关注,其健康养生、医疗保健、休闲娱乐的作用符合现阶段大众旅游者的需求。

党中央、国务院高度重视成渝地区发展。2020 年 1 月 3 日,习近平总书记主持召开中央财经委员会第六次会议,作出推动成渝地区双城经济圈建设、打造高质量发展重要增长极的重大决策部署。"十四五"以来,成渝地区经济发展进入了快速发展的阶段,核心城市的辐射能力不断增强,中小城镇发展速度不断加快,基础设施不断完善,工业体系日趋完善,人口规模不断扩大,区域经济总量不断提高,重庆与成都两大核心城市协同发展,共同引领区域经济布局,已成为我国西部经济社会发展、生态文明建设、改革创新和对外开放的主要动力。但与此同时,成渝地区的整体实力和竞争力仍然落后于东部地区,产业链的分工协作、科技创新、民生保障等仍有不足。产业融合能够推进成渝地区双城经济圈建设,弥补成渝地区经济发展中的不足,加快推进成渝地区双城经济圈健康产业与旅游产业的融合发展,对提高成渝地区经济的整体实力和竞争力,促进区域经济的协同发展,形成优势互补、高质量发展的区域经济格局,都有着十分重要的作用。

健康产业与旅游产业作为现代服务业发展的新引擎,得到了学界广泛重视,特别是在"健康中国"战略、人口老龄化背景下,健康产业与旅游产业融合逐渐成为研究的热点议题。早在2013年《关于促进健康服务业发展的若干意见》中就明确指出要发展康养旅游,加快健康服务业与旅游业的融合,但在实际发展进程中,健康产业与旅游产业如何高质量融合发展? 成渝地区双城经济圈健康产业与旅游产业融合发展程度如何? 其空间分布特征、影响因素如何? 回答这些问题,可以进一步揭示成渝地区健康产业与旅游产业存在融合不充分、地区融合不平衡的发展现实。基于此,本书从地理学视角出发,选取成渝地区双城经济圈为研究区域,在分析健康产业与旅游产业融合发展环境的基础上,测算健康产业与旅游产业的融合度,分析两大产业融合的空间特征,测算出各因素对两大产业融合的影响程度,为成渝地区双城经济圈健康产业与旅游产业融合发展提供参考路径。这对拓展中国情境下两大产业融合的地理学研究,把握两大产业在区域层面上的融合态势,以及优化产业布局、促进区域协同发展具有重要意义。

二、研究意义

（一）理论意义

随着"健康中国"上升为国家战略，健康产业迎来了发展新机遇，健康产业与旅游产业融合发展为旅游产业转型升级提供了新途径，因此研究健康产业与旅游产业融合具有重要的理论意义。首先，本书梳理了产业融合理论、耦合协调理论、空间相互作用理论等与健康产业与旅游产业融合相关的基础理论，为健康产业与旅游产业融合发展提供了理论基础。本书除了探讨产业融合的一般性理论，还结合健康产业与旅游产业的产业特性，对两大产业融合的可行性进行分析，丰富了健康产业与旅游产业融合的理论成果。其次，以往多是对文化、体育、农业等与旅游产业融合的实证研究，很少有关于健康产业与旅游产业融合的实证研究，本书将健康产业与旅游产业结合，符合大众旅游者健康养生的旅游需求，为破解旅游业发展困境提供参考路径。最后，健康产业与旅游产业融合有利于优化供给结构，推动产业转型升级，促进健康产业与旅游产业高质量发展。

（二）现实意义

研究健康产业与旅游产业融合具有重要的现实意义。首先，成渝地区双城经济圈建设是 2020 年提出的国家战略，以成渝地区双城经济圈为研究对象具有一定程度的应用价值，有利于加快成渝地区双城经济圈建设，带动我国西部地区发展，缩小区域经济差距。其次，健康产业与旅游产业融合有利于培育旅游新业态，破解旅游业发展面临的困境，增加旅游体验，实现旅游增收。再次，在测算健康产业与旅游产业融合度的基础上，运用地理学知识和 ArcGIS 空间分析法分析成渝地区双城经济圈健康产业与旅游产业融合的空间分布特征，有利于成渝两地政府根据空间分布特征对健康产业和旅游产业进行科学规划布局，平衡地区发展。最后，通过分析成渝地区双城经济圈健康产业与旅游产业融合的空间分布特征,构建健康产业与旅游产业融合的影响因素框架,测算各因素对健康产业与旅游产业融合的影响程度,在此基础上提出优化建议,可以为成渝两地政府部门制订相关旅游发展规划提供参考。

第二节　研究内容与方法

一、研究内容

本书围绕"成渝地区双城经济圈健康产业与旅游产业融合发展研究"议题展开,运用文献综合法、耦合协调度法、修正引力模型、社会网络分析法、地理探测器等方法,分析成渝地区双城经济圈健康产业与旅游产业融合的时空特征及影响因素。具体研究内容如下:

（一）成渝地区双城经济圈健康产业与旅游产业融合的 PEST 分析

新时期基于当前旅游产业融合的理论内涵与实践研究,从政治、经济、社会、技术 4 个方面构建 PEST 框架,对成渝地区双城经济圈健康产业与旅游产业融合发展的外部环境进行分析,以期明晰外部环境变化对两大产业融合发展的影响,帮助其正视面临的发展机遇与挑战,加快产业融合进程。

（二）成渝地区双城经济圈健康产业与旅游产业融合的时序特征分析

在分析整理文献的基础上,构建健康产业与旅游产业融合的评价指标体系,运用熵值法确定指标权重,继而构建健康产业与旅游产业融合度模型。运用 Excel 和 SPSS 26.0 软件,收集 2016—2021 年成渝地区双城经济圈相关指标的面板数据,采用耦合协调度法测算两大产业的融合度水平,进一步进行时序演化分析。

（三）成渝地区双城经济圈健康产业与旅游产业融合的空间特征分析

在融合度时序演化分析的基础上,从地理学视角出发,借助 ArcGIS 软件和

UCINET 软件,综合运用修正引力模型和社会网络分析法,对两大产业综合发展水平、融合度及融合的空间联系网络进行空间演化分析。

(四)成渝地区双城经济圈健康产业与旅游产业融合的影响因素分析

在归纳旅游产业融合动力机制的基础上,分析健康产业与旅游产业融合的动力机制,并以此为理论依据,选取成渝地区双城经济圈健康产业与旅游产业融合的影响因素指标。运用地理探测器方法,探究成渝地区双城经济圈健康产业与旅游产业融合发展的影响因素及影响机制。

(五)成渝地区双城经济圈健康产业与旅游产业融合发展的经验与启示

选取四川省成都市和乐山市、重庆市北碚区和黔江区进行案例研究,从政策支持、产业融合、产品创新、营销推广、品牌经营、人才培养等方面总结各地探索健康产业与旅游产业融合发展的实践经验。

(六)成渝地区双城经济圈健康产业与旅游产业融合发展的对策

在分析成渝地区双城经济圈健康产业与旅游产业融合发展的环境、时序特征、空间特征、影响因素、案例研究的基础上,根据健康产业与旅游产业融合发展存在的问题及影响融合度空间分异的主要因素,针对性提出健康产业与旅游产业融合发展的对策,即提振产业融合效应、优化协调发展空间、强化产业要素协同、补齐发展环境短板。

二、研究方法

(一)定性研究

广泛收集与本书相关的国内外研究文献,以掌握在这一领域的研究现状和前沿动态,同时查阅地理学、管理学、经济学等学科的相关文献及研究方法,为后续研究奠定基础。在前人研究的基础上,构建成渝地区双城经济圈健康产业与旅游产业融合度评价指标体系及影响因素评价指标体系。

（二）定量研究

运用 Excel 收集 2016—2021 年成渝地区双城经济圈相关指标的面板数据，运用耦合协调度法、修正引力模型、社会网络分析法、地理探测器等方法，借助 SPSS 26.0、ArcGIS 和 UCINET 软件，通过定量实证分析测算成渝地区双城经济圈健康产业与旅游产业融合的时空特征及影响因素。

第三节　相关概念界定

一、健康产业

随着人口老龄化趋势的加快及亚健康群体数量的与日俱增，国民的健康意识不断提升，传统医疗模式已无法满足人民群众的健康需求，围绕国民生理、心理、环境等方面健康需求的产业加速形成，产生了与人类健康息息相关的服务业态，即健康产业[1]。健康产业是近几年新兴的产业业态，其目的是秉持健康生活理念，以人的身心健康建设为中心，力求实现身体和精神上的双重愉悦，因此健康产业不仅要满足国民祛除病痛的需求，更要帮助他们维持健康体魄，进而实现健康产业的核心要义，即健康[2]。当前，健康产业正处于发展阶段，其概念内涵仍在动态完善中，2019 年颁布的《健康产业统计分类》对其作出了明确界定，指出健康产业是指以医疗卫生和生物技术、生命科学为基础，以维护、改善和促进人民群众健康为目的，为社会公众提供与健康直接或密切相关的产品（货物和服务）的生产活动集合。健康产业范围涵盖医疗卫生服务、健康事务、健康环境管理与科研技术服务、健康促进服务等 13 大产业类别，并催生出康养旅游、养生保健等新兴业态。本书认同《健康产业统计分类（2019）》对健康产业的概念界定，并基于此文件完成后续融合度指标的选取。

二、旅游产业

从理论经济学视角而言,旅游产业并非标准意义上的产业。由于旅游产品的开发需要依靠相关产业的支持且没有独立的旅游市场,Neil Leiper 等国外学者认为旅游并不能称为产业[3]。随着旅游活动对世界经济的影响日益增强,旅游产业得到了众多国家的认可。旅游产业与其他产业的关联性较强,涉及范围广泛,其概念内涵存在一定争议。国外学者主要从旅游者需求层面出发对其进行概念界定,认为旅游产业是为了满足游客的需要,旅游行业所提供的各种产品和服务的集合[4]。国内学者对旅游产业的定义,大体上可划分为两种类型:一种是广义上的定义,它认为旅游产业指的是为了满足旅游者的安全、舒适等需求,为旅游者提供他们所需要的产品和服务的综合性产业[5];一种是狭义上的定义,认为旅游产业这一概念的涵盖面很窄,仅包括 3 个与旅游活动紧密联系的支柱行业,即旅行社业、旅游交通业和旅游饭店业[6]。20 世纪 90 年代,国内旅游产业由外事接待型向产业发展型转变,并逐渐上升为国家战略,随着旅游产业相关统计指标列入《国民经济和社会发展统计公报》中,其在国民经济中的地位日益凸显。《国家旅游及相关产业统计分类(2018)》中,将旅游产业界定为直接为游客提供出行、住宿、餐饮、游览、购物、娱乐等服务活动的集合。综合来看,本书偏向于《国家旅游及相关产业统计分类(2018)》中的旅游产业定义。

三、产业融合

产业融合一词源于 20 世纪 60 年代,最早对其研究的是美国学者Rosenberg,他表示产业融合是产业间基于生产技术产生的产业关联,并由此提出技术融合的概念[7]。此后,国内外学者基于产业融合的概念展开更深层次的研究,但至今未形成统一界定。日本学者植草益表示,产业融合主要通过融合的方式来促进技术发展,以此减少行业壁垒,加强行业合作,最终实现相互融合、共同发展[8]。周振华认为产业融合是一个动态的过程,是以数字融合作为核心基础,通过模糊原有产业边界为产业融合创造条件[9]。陈家海指出了产业融合内涵的狭义化和广义化理解,认为两者区别的标准就是是否将技术融合作为产业融合的前提:如果产业融合需要将技术融合作为前提,即为狭义化理解;若某些关联性因素能够模糊产业边界,进而实现产业融合,即为广义化理解[10]。学者们多从不同视角对产业融合进行界定,但均涉及是否产生产业关联、模糊产业边界,可见,产业融合能够通过模糊原有产业边界改变产业结构,进而产生新的产业形态。本书借鉴周振华对产业融合的界定,认为产业融合是以数字融合为核心,通过模糊原有产业边界形成产业新形态的动态演化过程。

四、康养旅游

康养旅游一词始于 20 世纪 80 年代,学界主要从 3 个方面对康养旅游进行概念界定。第一个方面是从康养旅游的目的出发,认为康养旅游是以康养为目的所进行的旅游活动,如伯尔尼大学休闲与旅游研究所认为康养旅游是人们以保持自身健康为目的在旅游活动中产生的各种现象和关系的总和;第二个方面是从康养旅游需求出发,有学者认为康养旅游是基于人们特殊需求而进行的一种专项旅游活动,康养旅游者可以通过康养旅游来实现缓解压力、减肥、治疗疾病等需求[11];第三个方面是从康养旅游结果出发,不少学者认为康养旅游的最好结果是让康养旅游者获得幸福感[12]。对于康养旅游,我国最具权威性的定义是 2016 年《旅游行业标准 LB/T 051—2016 国家康养旅游示范基地》作出的,该标准指出康养旅游指通过美颜健体、营养膳食、修心养性、关爱环境等各种手段,使人在身体、心智和精神上都达到自然和谐的优良状态的各种旅游活动的总和[13]。本书更倾向于旅游行业标准 LB/T 051—2016 对康养旅游的界定,认为康养旅游是为满足旅游者康养需求并使其身心愉悦的旅游活动的总和。

五、成渝地区双城经济圈

　　成渝地区双城经济圈总面积18.5万平方千米,2021年地区生产总值达7.39万亿元,包括四川省成都市等15个市以及重庆市渝中区等29个区县,由于开州、云阳、绵阳、达州、雅安未纳入规划范围地区的数据难以剥离且对整体结果影响不大,故将其纳入所在市(区)一并研究;同时,将重庆市渝中、渝北区、南岸区、巴南区、北碚区、江北区、九龙坡区、沙坪坝区、大渡口区整合为重庆主城区,故本书中成渝地区双城经济圈的研究范围包括四川省15个市及重庆市21个区县,共计36个研究城市[14],并将其划分为重庆都市圈、成都都市圈、成渝东北部地区和成渝西南部地区4个地域板块,重庆都市圈包括重庆主城区、南川区等14个城市,成都都市圈包括成都市、德阳市等4个城市,成渝东北部地区包括达州市、梁平区等12个城市,成渝西南部地区包括内江市、自贡市等6个城市,规划范围如图1.1所示。

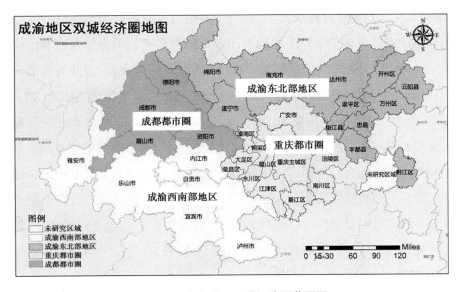

图1.1　成渝地区双城经济圈范围图

第四节　研究思路与技术路线

一、研究思路

本书沿着提出问题—分析问题—解决问题的研究思路展开。外部环境是影响健康产业与旅游产业融合发展的重要因素,因此剖析外部环境变化对成渝地区双城经济圈健康产业与旅游产业融合发展的影响具有重要的现实意义,有利于健康产业与旅游产业更好地适应外部环境变化,正视面临的发展机遇与挑战。为准确把握成渝地区双城经济圈健康产业与旅游产业在区域层面的融合态势,需要从时序层面定量测算健康产业和旅游产业的融合程度,以期助推成渝地区双城经济圈健康产业与旅游产业高质量融合发展。为进一步探究当前两大产业融合的空间分布特征,明晰各城市在融合发展过程中所处的位置和作用,本书对两大产业综合发展水平、融合度及融合的空间联系网络进行了空间演化分析。成渝地区双城经济圈健康产业与旅游产业的融合度及融合的空间联系网络呈空间分布不均衡的特征,两大产业难以同频共振,因此有必要进一步探究成渝地区双城经济圈健康产业与旅游产业融合发展的影响因素,以期精准施策,促进二者高效融合发展。四川省成都市和乐山市、重庆市北碚区和黔江区康养旅游整体发展态势良好,是成渝地区双城经济圈四大地域板块中健康产业与旅游产业融合发展的典型代表,能为成渝地区双城经济圈其他地区提供发展经验。本书根据健康产业与旅游产业融合发展存在的问题及影响融合度空间分异的主要因素,针对性地提出健康产业与旅游产业融合发展建议,以期推动成渝地区双城经济圈两大产业高质量融合发展。

二、技术路线

本书研究的技术路线如图 1.2 所示。

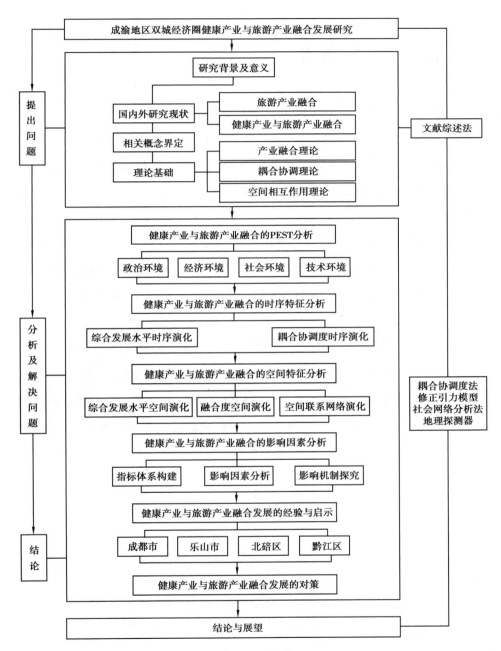

图1.2 技术路线图

第五节　研究创新点

一是拓展了旅游产业融合的研究视角。以往多是旅游产业与文化、体育、农业等产业融合的研究，与健康产业融合的研究文献相对较少，且现有研究多数集中在定性层面，缺乏从区域角度定量研究健康产业与旅游产业的耦合关系，难以明确二者融合发展的着力点，因此本书在选题视角上具有一定的创新性。

二是基于产业融合视角刻画健康产业与旅游产业融合的空间联系网络。现有旅游或产业方面的空间联系网络相关研究主要集中在旅游经济、旅游流、城市群或单个产业的空间联系网络方面，基于产业融合视角的空间联系网络研究比较空缺。

三是引入地理探测器探究健康产业与旅游产业融合度空间分异的影响因素。本书将地理探测器引入健康产业与旅游产业融合的驱动力研究上，在健康产业与旅游产业融合的影响因素评价指标体系中创新性地添加康养旅游人数和康养旅游收入两大指标，得出政策因素的影响程度大于经济因素，这不同于以往研究的结论，是对现有研究成果的有益补充。

第二章　文献综述与理论基础

第一节　文献综述

一、旅游产业融合相关研究

国外在 20 世纪 80 年代便对旅游产业融合进行了相关研究，Frater J M[15] 和 Gramann J[16] 分别将农业、户外休闲与旅游业结合，开始了旅游产业融合领域的早期研究。随着旅游业的快速发展，国外学者对旅游产业融合领域的研究逐渐增多，主要集中在旅游产业与某一具体产业的融合上，其中文化产业、体育产业、农业与旅游产业的融合一直是研究的重点，也有部分学者关注信息技术[17]、流行音乐[18]、健康产业[19] 等与旅游产业的融合。国内关于旅游产业融合领域的早期研究始于 2000 年，学者张天玉以博物馆业为切入点，提出博物馆业应和旅游业相互融合、渗透及促进[20]，自此开始了国内旅游产业融合的相关研究。旅游产业融合的发展始于 2011 年《旅游学刊》中国旅游发展笔谈的"产业融合与旅游"专栏，深化了融合基础[21]、机理、动因、路径[22]、模式[23] 等旅游产业融合的理论研究。学界关于旅游产业融合的研究成果主要集中在融合概念、融合路径、融合模式、影响因素、融合产品、融合评价 6 个方面。

（一）旅游产业融合概念

旅游产业融合是在产业融合的基础上发展而来，是产业融合理论在旅游业中的应用,目前学者关于旅游产业融合的概念尚未形成统一界定。旅游产业融合大体上分为旅游业与其他产业之间的融合及旅游业内部各行业间的融合两种方式,前者并不包含旅游产业内部各行业的融合,旅游产业融合是指旅游业与其他产业相互作用、相互影响、相互渗透而产生的一种新的产业业态[24]。后者则着重强调了在旅游业内不同行业之间的融合,认为旅游产业融合是指旅游业与其他产业之间或旅游业内不同行业之间相互渗透、相互影响、相互交叉,逐渐形成一种新产业的动态发展过程[25]。在对旅游产业融合进行研究的过程中,大部分学者都倾向于用后者来定义旅游产业融合,这样可以帮助推动旅游业与其他产业的融合,也可以促进旅游业内部各个行业之间的融合。

(二)旅游产业融合路径

路径是旅游产业融合的方式,众多学者从不同层面对其展开了研究,主要表现为理论层面的融合路径及旅游业与具体产业的融合路径。在理论研究方面,麻学锋等在2010年较早开始了旅游产业融合路径的相关研究,提出资源融合、技术融合、市场融合和功能融合是旅游产业与其他产业融合的4条路径[26],该论断得到了学界的普遍认同,大多数学者在此基础上展开研究,提出资源与技术融合路径[27],资源、市场和技术融合路径[28],技术和市场融合路径[29]等。随着外部环境的变化及研究的深入,催生了产品和企业融合路径[30],"模块嵌入式""横向拓展式""纵向延伸式""交叉渗透式"融合路径[31]以及渗透性融合、延伸性融合路径[32]。在具体产业方面,学界紧跟国家政策,对体育[33]、文化[34]与旅游产业的融合路径研究居多,也有少数学者关注热点主题,研究农业[35]、冰雪产业[36]、健康产业[32]、茶产业[37]、零售业[38]与旅游产业的融合路径。

(三)旅游产业融合模式

融合模式作为旅游产业融合的一种外在表现形式,受到了众多学者的关注。国内外学者大多对旅游产业与某一特定产业的融合模式进行探讨,如文化产业、体育产业与旅游产业的融合模式,少数学者总结了农业[39]、商业[40]、健康产业[32]与旅游产业的融合模式。在文化与旅游产业融合模式方面,杨永超[41]和陈中文等[42]较早进行了相关研究。杨永超基于文化消费作用机制,总结了文化创意产业与旅游产业的 3 种融合模式,即延伸型融合、渗透型融合和整合型融合;陈中文等为传承湖北黄梅戏非物质文化,提出黄梅戏文化与乡村旅游、休闲度假旅游、观光游 3 种旅游产业融合模式。在体育与旅游产业融合模式方面,学者多从不同角度展开研究,如 Hinch T D 等从体育活动的社会学视角出发对体育旅游进行概念界定,系统探讨了体育旅游基本维度间的关系[43]。

(四)旅游产业融合影响因素

旅游产业融合受多方因素影响,既包括促进旅游产业融合的动力因素,也包括制约旅游产业融合的障碍因素,其中动力因素研究居多。在动力因素方面,随着供需改革、技术发展、制度变革、产业升级等外部环境的发展与变化,消费需求升级、技术创新、政策制度发展、产业竞争等逐渐成为影响旅游产业融合的外部动力因素[44]。在障碍因素方面,徐虹、范清较早构建了旅游产业融合形成的障碍机制,提出制度障碍、能力障碍、需求障碍是制约旅游产业融合的重要影响因素[45]。后续有学者在徐虹、范清的研究基础上进一步验证了游客需求、旅游企业能力以及区域制度三大障碍因素制约着旅游产业融合发展[46]。在研究方法上,除了对旅游产业融合影响因素的大量定性研究,还有少部分定量研究,如运用博弈论方法[25]、专家打分法[47]、冷热点分析、Tobit 模型[48]、系统动力学模型[49]、Pool OLS 经典计量模型[50]等方法构建旅游产业融合的动力系统。

(五)旅游产业融合产品

现有旅游产业融合产品的研究主要集中在旅游产业与具体某一产业的融合上,如旅游产业与文化产业融合[34]、旅游产业与体育产业融合[33]、旅游产业与农业融合[35]、旅游产业与冰雪产业融合[30]、旅游产业与茶产业融合[51]、旅游产业与健康产业融合[32]等,催生出文化旅游、体育旅游、农业旅游、乡村旅游、冰雪旅游、生态旅游、康养旅游、全域旅游等旅游新业态、新产品,也有少数学者研究旅游产业与多种产业的融合,如旅游、文化、体育三产业融合[52],培育出文化体育旅游。总之,旅游产业与第一、二、三产业均有融合,其中文化产业与旅游产业的融合研究最多、产品最丰富,其次是体育产业、农业和旅游产业的融合研究,因此文化旅游、体育旅游、乡村旅游一直是学者研究的重点。旅游者追寻自然、健康养生的需求日益增强,生态旅游、康养旅游逐渐得到学者重视,或将成为未来学界研究的热点议题和趋势。

(六)旅游产业融合评价

目前,学界关于旅游产业融合评价的研究较少,现有研究主要集中于旅游产业融合度的测算,少数学者关注产业效率、时空演化、结构演化、产业效应、产业粘度等内容。张海燕、王忠云较早结合产业融合理论,对文化旅游产业竞争力进行了评价[53]。后续学者主要利用熵值法、耦合协调度法、AHP-模糊综合评价法、投入产出法和 ANN 模型[54-55]测算旅游产业融合的程度。除了对旅游产业融合度的大量评价,也有学者运用哈肯模型和协同动力模型辨析旅游产业创新、融合与旅游产业结构演化的关系[56],运用专家打分法、因子分析法[57]、投入产出模型[58]、成本效益分析法[59]评价旅游产业融合效应,运用数据包络分析法测算旅游产业融合效率[60],利用冷热点分析、Tobit 模型探析旅游产业融合效率的时空动态演化[48],运用最优熵值法模型测算旅游产业融合系统的产业粘度[61]。总之,关于旅游产业融合度的评价较为普遍,评价方法也趋于成熟,主要包括赫芬达尔指数测算法、熵指数法、专利系数法、投入产出法、耦合协调度法等。

二、健康产业与旅游产业融合相关研究

国外对健康产业与旅游产业融合的研究始于 20 世纪 80 年代,起初运动、森林、水疗与旅游业的结合是研究的焦点。此后,健康产业与旅游产业融合形

成了包含健康旅游、医疗旅游、森林旅游、温泉旅游等在内的康养旅游新业态、新产品。随着一系列推动健康产业与旅游产业融合以及促进康养旅游发展的国家政策文件的出台,尤其是2016年《"健康中国2030"规划纲要》更是提出了要大力发展健康产业,促进健康产业与旅游产业融合发展,积极培育中医药康养旅游、健康医疗旅游等旅游新业态,健康与旅游两大产业融合发展成为国内学界研究的热点议题。目前,学界关于健康产业与旅游产业融合的研究成果主要集中在融合机理、融合产品、融合评价、影响效应、驱动因素5个方面。

(一)融合机理

健康产业与旅游产业的融合机理主要包括融合动力、融合模式和融合路径。在融合动力方面,健康与旅游两大产业均涉及多个行业和领域,受到多方面驱动因素的影响。因此健康产业与旅游产业的融合动力可以概括为内部动力和外部动力,内部动力主要是消费需求升级、企业利益追求、市场需求、产业发展需求和产业竞争[62],外部动力主要是政府顶层设计、市场发展规律和经济发展水平[63]。也有学者从供给和需求两大层面出发,将国家政策、技术革新视作供给层面,将消费升级、企业利益、行业发展、市场需求视作需求层面[64]。旅游产业与健康产业之间具有天然耦合的内在统一性,这种内在统一性同样是推动两大产业融合的动力[65]。在融合模式方面,关于健康产业与旅游产业融合模式的研究较少,但在两大产业相互融合的过程中基本形成了"健康+旅游"和"旅游+健康"嵌套模式[32]、"旅游资源养老化"和"养老机构互动"模式[66],以及基于产业融合理论形成的医疗康复旅行模式、养心减压旅游模式、养老度假模式、禅修度假模式、康体休闲模式和文化陶冶养生模式[62]。在融合路径方面,集群发展路径[67]、"四大路径说"即资源融合、技术融合、市场融合和功能融合[68]以及"两大路径说"即延伸性融合和渗透性融合[32]是健康产业与旅游产业融合的普遍路径,但各产业在融合过程中也会根据本地区实际情况选择适合自身产业发展的具体路径。

（二）融合产品

在健康产业与旅游产业的现有研究中,健康产业大致细分为运动健康产业、中医药健康产业,旅游产业大致细分为生态旅游产业、温泉旅游产业、森林旅游产业,两大产业融合最终形成康养旅游[32]、运动康养旅游[69]、中医药康养旅游[70]、乡村生态康养旅游[68]、温泉康养旅游[71]和森林康养旅游[72]等旅游新业态、新产品。如徐萌等学者为促进乡村旅游升级,推动健康产业与旅游产业融合,开发出乡村养生、乡村康体、乡村医疗、乡村疗养四大乡村康养旅游新产品[73];夏全对中医药健康产业与旅游产业融合形成的中医药康养旅游发展机理、融合方式等展开了研究[63]。中医药康养旅游将在健康产业与旅游产业融合产品中占据重要地位,或将成为两大产业未来融合研究的热点议题。

国外学者对融合产品的研究主要从医疗旅游、温泉旅游、森林旅游、瑜伽旅游、宗教旅游等具体形式出发,其中对医疗旅游的专项研究偏多。就医疗旅游而言,众多学者研究发现,医疗旅游对旅游者生理与心理具有积极和消极双重影响,Stephen[74]等和 Bishop R A[75]等发现医疗旅游对健康并非全是益处,还有可能会给旅游者造成伤害。Naranong A 等研究发现医疗旅游对泰国经济、卫生人员和医疗费用既有积极影响也有消极影响[76]。就温泉旅游、森林旅游、瑜伽旅游而言,其对旅游者生理、心理及经济社会的积极影响是国外学者研究的重点。Sayili M 等对土耳其康加尔鱼泉中医生鱼治疗银屑病进行案例研究,发现医生鱼治疗银屑病的功效是吸引旅游者的关键[77]。Bachinger M 等验证了森林康养旅游领域产品创新有利于促进可持续发展的假设,认为创新森林康养旅游产品可以促进经济、生态和社会的可持续性[78]。Ponder L M 等探讨了瑜伽练习和瑜伽旅游的变革力量,提出瑜伽旅游变革力量的概念模型,认为瑜伽旅游对人体健康具有积极作用[79]。

（三）融合评价

对健康产业与旅游产业融合评价的研究主要有两种方式:一是通过描述产

业融合现状,定性分析产业融合存在的问题;二是采用数理方法,定量研究产业融合的态势及可拓创意等。前者是目前学界普遍使用的评价方式,只有少数学者运用莫兰指数、灰色关联度法、可拓分析法等对两大产业融合状况进行定量评价。如李晓梅等使用莫兰指数,从时空全域、局域分别对健康产业与旅游产业展开了空间自相关性和聚集性分析,并结合灰色关联度法构建健康产业与旅游产业融合模型[80];赵红艳等利用可拓变换方法对旅游产业融合的多种可拓创意进行生成,并利用可拓评价方法筛选出产业融合若干优度较高的可拓创意[81];Diana Dryglas 等对前往波兰温泉度假村的游客进行数据调查,运用组合因子聚类方法确定了 3 组推动动机,并根据推动动机对旅游市场进行细分[82]。尽管健康产业与旅游产业融合评价的定性研究居多,但定量实证研究才是未来两大产业融合评价的趋势,学界可结合旅游产业融合的定量研究方法和评价内容,运用耦合协调度模型、投入产出模型、最优熵值法模型、数据包络分析法等定量测算健康产业与旅游产业的融合度、空间特征、产业粘度、产业效率、影响因素等内容。

(四)影响效应

健康产业与旅游产业融合的影响效应体现在旅游者个体和旅游目的地两个层面,具体表现为个体福利效应、经济效应、社会效应等。二者融合带给个体的福利效应包括对身体、心理和精神健康有积极影响,改善生活质量和提升幸福感等[83]。经济效应体现在促进地方经济发展、增加外汇收入、保持国家贸易收支平衡、带动市场消费、提高工资水平、增加就业等。社会效应体现在增进世界文化与知识交流、促进社会繁荣发展等[84]。但是,健康产业与旅游产业融合发展也会带来一些负面效应。例如,增加当地的环境、生活、医疗公共设施负担,抬高房价和消费水平,激烈的行业竞争、破坏生态环境、旅游者权益保障困难等[85]。

(五)驱动因素

随着社会的变迁,经济因素、社会因素、科技因素的变化促使健康产业与旅游产业融合的新业态即康养旅游产业兴起和快速发展。世界经济的一体化发展极大地促进了各国人民之间的经济与社会交流。国际养老旅游者、医疗旅游者等为旅游目的地国家带来巨大的旅游外汇收入,直接推动政府出台便利性的签证政策[86]。特别是国家之间医疗费用和医疗水平存在巨大差异的情形下,跨国医疗旅游迅猛发展[87]。随着居民收入水平的提高和消费观念的升级,人们用于保持健康和预防疾病的消费增加。特别是消费者的健康生活方式和消费理念得到强化,康养旅游已成为市场消费的潮流[88]。人口老龄化进程加快已成为一些国家面临的新挑战,异地养老旅游、养生旅游、保健旅游、医疗旅游成为老年人群体的生活方式[89]。科学技术的变革创新极大地提升了康养旅游消费的便利性和快捷性。高速公路、高速铁路、飞机等更加快捷、经济的交通方式缩短了旅游者的交通时间,降低了交通费用[90]。5G、大数据、云计算、区块链等现代信息技术革命引领消费升级,极大提高了康养旅游消费的便利性和舒适性[91]。同时,旅游费用、成本与效益等经济因素是影响康养旅游发展的主要因素[92]。另外,一些学者研究发现旅游需求的增加、支持性的政策制度、旅游基础设施的完善及康养旅游资源的优化等对推动康养旅游发展具有积极作用[93]。

三、研究述评

国外学者从 20 世纪 80 年代对旅游产业融合展开研究,研究主要集中在旅游产业与某一具体产业的融合上,其中文化产业、体育产业、农业与旅游产业的融合是学者研究的重点,国内直到进入 21 世纪才展开相关研究,研究时间相对较短。总体而言,国内外学者主要研究旅游产业与文化产业、体育产业及农业的融合,与健康产业融合的研究成果较少。目前,学术界关于健康产业与旅游产业融合的研究现状呈现以下特征:一是研究主题主要集中在融合机理、融合产品、融合评价、影响效应、驱动因素 5 个领域。二是研究方法主要是定性研究与定量研究相结合。三是研究内容逐渐深入。国内外学者对养老旅游、养生旅游、医疗旅游、康养旅游等细分领域的研究越来越深入,在细分康养旅游领域的概念内涵、类型属性、市场特征、经营创新等方面已经积累了丰硕的成果。四是研究视角由单一学科到多学科融合。目前国内外研究文献集合了管理学、经济学、地理学、社会学、历史学等多元学科视角与跨学科的交叉融合,反映出相关研究正逐渐走向深入和成熟。

然而,国内外研究也存在着一些不足。一是缺少共享经济下健康产业与旅游产业融合发展面临新问题的跨学科集成研究。共享经济下产业融合发展的内外部环境发生了重大变化,研究视角和内容已经不能有效阐释新时期产业融合面临的新问题,尤其缺乏融合共享经济理论与传统产业经济理论的跨学科视角研究康养旅游产业创新发展的成果。二是有关健康产业与旅游产业融合评价的研究较薄弱。特别是缺乏从地理学视角以及区域层面探究健康产业与旅游产业的耦合关系、空间效应及其影响因素相关的实践研究。总之,理论与实践研究的滞后已严重制约了健康产业与旅游产业融合的健康发展,亟待加强相关研究。

鉴于此,本书从地理学视角出发,选取成渝地区双城经济圈为研究区域,在分析健康产业与旅游产业融合发展环境的基础上,测算健康产业与旅游产业的融合度,分析两大产业融合的空间特征,测算出各因素对两大产业融合的影响程度,总结健康产业与旅游产业融合发展的实践经验,为成渝地区双城经济圈健康产业与旅游产业融合发展提供路径参考。这对拓展中国情境下两大产业融合的地理学研究,把握两大产业在区域层面的融合态势,以及优化产业布局、促进区域协同发展具有重要意义。

第二节　理论基础

一、产业融合理论

产业融合理论是在 20 世纪 60 年代提出的,最早从技术角度讨论产业融合,认为信息技术能为产业融合提供新契机[94]。Rosenberg 表示产业融合是产业间基于生产技术产生的产业关联,技术融合的概念由此而来[7]。此后,国内外学者对产业融合的概念、内涵等进行了深入的探讨。日本学者植草益认为,产业融合主要通过融合的方式来促进技术发展,以此减少行业壁垒,加强行业合作,最终实现相互融合、共同发展[8]。周振华认为产业融合是一个动态的过程,是以数字融合作为核心基础,通过模糊原有产业边界为产业融合创造条件[9]。从实质上说,产业融合是一种产业创新,它是指两个或者更多的不同产业之间,先以技术的方式进行联系,再进行融合,从而形成新的产业。除了技术层面,产业融合还扩展到了产品、市场、管理、组织等各个层面,通过模糊原有产业边界改变产业结构,进而产生新的产业形态。在产业融合过程中,产业边界逐渐模糊,产业链内部相应重构和优化,并具备多个产业功能。总之,产业融合是一个动态的演化过程,具有市场性、关联性、动态性等基础特征,能够通过产业延伸融合、产业重组融合、产业渗透融合产生新的产业业态。

产业融合是一项复杂的系统工程,健康产业与旅游产业各自的资源条件、产业特点、市场状况既有联系又有区别,具备产业融合的基本特征,两大产业系统能够实现良好融合。健康产业与旅游产业具有重叠范围,有着部分相同的市场消费群体,在两大产业的融合进程中,逐渐将与之关联的房地产、文化、农业、体育、养老等产业纳入融合范围,经过市场的自发调整之后,产业内供需将会得到平衡,进而形成新的产业边界[95]。可见,健康产业与旅游产业相互影响、彼此促进,产业融合理论为两大产业融合发展提供了基础理论支撑。

二、耦合协调理论

"耦合"一词源于物理学,表示各个系统间相互作用、相互影响的状态,现广泛应用于经济学领域。耦合度代表各个系统之间相互影响的程度,协调度代表各个系统之间协调发展的程度,耦合协调发展代表各个系统在互惠的基础上,从简单到复杂、从无序到有序、从低级协调到高级和谐共生的动态演变过程[96]。耦合协调理论指出,因为系统或要素自身的发展程度不同,所以即便是系统或要素间的耦合度很高,它们也并不必然是相互协调的,也就是说,系统或要素之间并没有达到一个和谐、有序的发展状态。两个耦合系统只有在相互作用、协调发展的情况下,其耦合作用和影响都属于正面的耦合现象,它们才会处于耦合协调状态。健康产业和旅游产业具有天然的耦合性,二者相互作用、共同发展,在融合过程中不断加深联系。就旅游产业而言,健康产业延伸出的新业态与旅游产业产生联系,促进各参与要素融合发展,健康产业资源能够通过包装、营销等一系列手段转化为旅游吸引物,如以旅游景区为依托,将养生文化、中医药文化、少数民族医药文化等健康文化元素有意识地植入旅游产品中。就健康产业而言,旅游业能够带动相关产业发展,如将瑜伽、冥想、健康管理、太阳浴、森林浴、补牙等健康项目作为旅游产品,实现健康产业创收。

因此,本书基于耦合协调理论,可以将健康产业与旅游产业看作一个相互耦合的系统,通过耦合协调度来测算成渝地区双城经济圈健康产业和旅游产业的融合度,在此基础上促进两大产业高质量融合发展。

三、空间相互作用理论

空间相互作用是指在空间地理学中,城市和区域空间并非独立存在,城市间和区域间频繁地产生着单向或多向的交流,不同地区彼此间的空间联系能够相互影响。美国地理学家 Ullman 等在 20 世纪 50 年代提出了空间相互作用理论,认为地区之间的互补性、可达性、干扰机会等都是空间相互作用产生的必要条件[97]。互补性基于两区域地理空间上的供求关系,区域间的比较优势是互补性存在的前提,如旅游客源地和旅游需求地之间存在地理空间上的供求关系和互补性。只有存在互补性的地区,才能够与其他地区产生经济、人员、产品、要素、资源等的流通,进而实现区域间的交流和相互作用。可达性是空间相互作用的必要条件,若区域间不具备传输流通信息、资源、人口等的条件,即使存在互补性,也不能实现区域间的空间相互作用。可达性受时空距离、行政制度、交通条件等方面的影响较大,一般来说,时空距离越短、交通运输条件越好的区域可达性越好。干扰机会是指满足互补性和可达性条件的区域由于受到其他区域的干扰,最终可能影响两地产生空间相互作用的概率。总之,区域间的互补性越强、可达性越好、干扰机会越小,产生空间相互作用的概率就越大。

成渝地区双城经济圈各城市存在较强的互补性和可达性,能够产生空间相互作用,本书基于空间相互作用理论,探讨成渝地区双城经济圈健康产业与旅游产业融合的空间特征和空间联系网络。

第三章 成渝地区双城经济圈健康产业与旅游产业融合的 PEST 分析[①]

外部环境是影响健康产业与旅游产业融合发展的重要因素,新时期基于 PEST 理论从政治环境、经济环境、社会环境、技术环境 4 个维度构建分析框架,剖析外部环境变化对成渝地区双城经济圈健康产业与旅游产业融合发展的影响具有重要的现实意义,有利于健康产业与旅游产业更好地适应外部环境变化,正视面临的发展机遇及挑战,加快两大产业融合发展进程。

第一节 政治环境

一、政策文件

"健康中国"在 2015 年被提升到了国家战略的高度,我国进入了"大健康"时代的新蓝海。为满足新时期人们对美好生活的需求,党中央高度重视健康产业与旅游产业融合,积极推动健康产业与旅游产业高质量发展。党中央和成渝

① 邓莹,陈雪钧.成渝地区双城经济圈健康产业与旅游产业融合发展的 PEST 分析[C]//中国旅游研究院.2022 中国旅游科学年会论文集:旅游人才建设与青年人才培养,2022:9.本书收入时略有改动。

地区政府先后出台了一系列政策文件(表3.1),为成渝地区双城经济圈健康产业与旅游产业融合发展创造了政策红利。如《关于促进健康旅游发展的指导意见》等政策文件,这些文件均强调促进健康与旅游融合,不仅是健康产业与旅游产业融合发展的助推器,还为地方政府编制相关文件提供了指导。在党中央、国务院的统一指导下,成渝地区政府将产业融合作为缩短差距的重要途径,高度重视健康产业与旅游产业融合发展,出台了一系列政策文件,如《重庆市促进大健康产业高质量发展行动计划(2020—2025年)》等,这一系列相关政策体系有效推进了健康产业与旅游产业融合发展进程。国家和地方层面的政策对于推动健康产业与旅游产业融合发展、打造康养旅游消费新业态、激发旅游消费需求、扩大健康产业和旅游产业规模具有显著的政策导向作用。

表3.1 健康产业与旅游产业融合相关政策

时间	发文单位	政策名称	相关内容
2013.10	国务院	《关于促进健康服务业发展的若干意见》	整合当地优势医疗资源、中医药等特色养生保健资源、绿色生态旅游资源,发展养生、体育和医疗健康旅游
2016.11	国务院办公厅	《国务院办公厅关于进一步扩大旅游文化体育健康养老教育培训等领域消费的意见》	促进健康医疗旅游,建设国家级健康医疗旅游示范基地
2016.10	中共中央、国务院	《"健康中国2030"规划纲要》	积极促进健康与旅游等融合,催生健康新产业、新业态、新模式
2016.12	国务院	《"十三五"旅游业发展规划》	促进旅游与健康医疗融合发展……建设一批健康医疗旅游示范基地
2017.05	国家卫生和计划生育委员会等5部门	《关于促进健康旅游发展的指导意见》	促进健康服务与旅游深度融合
2019.09	国家发展和改革委员会等21部门	《促进健康产业高质量发展行动纲要(2019—2022年)》	深化健康产业跨界融合,示范发展健康旅游

续表

时间	发文单位	政策名称	相关内容
2019.12	成都市人民政府办公厅	《促进成都市健康服务业高质量发展若干政策》	促进健康服务业高质量发展
2020.04	重庆市人民政府	《重庆市促进大健康产业高质量发展行动计划（2020—2025年）》	推动大健康与大文旅深度融合 大力发展"旅游+"产品,提升健康、养老等市场化供给质量
2021.10	中共中央、国务院	《成渝地区双城经济圈建设规划纲要》 《"十四五"旅游业发展规划》	加快推进旅游与健康、养老、中医药结合,打造一批国家中医药健康旅游示范区和示范基地。

二、国家战略

国家战略对产业发展具有重要引领作用,我国以"健康中国"、旅游发展、成渝地区双城经济圈 3 个国家战略引领健康产业与旅游产业融合。一是"健康中国"战略。自党的十八届五中全会提出"健康中国"建设的国家战略后,我国政府更加关注人民群众的健康问题。2016 年中共中央、国务院发布《"健康中国2030"规划纲要》,为我国健康产业的快速发展提供了有力的政策支持。该纲要指出,要加快健康产业与养老、旅游、健身休闲等产业的融合进程,积极培育康养旅游产业、健康文化产业、医药产业、运动产业等,以产业融合带动产业发展。"健康中国"战略的实施开启了大健康时代的蓝海,国家高度重视健康中国建设,民众更加注重自身健康状况,健康产业迎来了新的发展机遇。二是旅游发展战略。旅游业作为国民经济的支柱性产业,早在"十二五"期间就被纳入了国家战略体系。随后《"十四五"旅游业发展规划》提出推进旅游与科技、教育、交通、体育、工业、农业、林草、卫生健康、中医药等领域相加相融、协同发展,延伸产业链、创造新价值、催生新业态,形成多产业融合发展新局面。三是成渝地区双城经济圈战略。成渝地区双城经济圈战略地位得天独厚,其在"十四五"期间发展迅速,地区生产总值、旅游产业和健康产业规模持续攀升,呈现出双核驱动、区域联动的良好态势。尽管作为第四增长极的成渝地区取得了丰硕成果,但其在综合实力和竞争力方面仍与长三角、京津冀、粤港澳存在较大差距。因此,成渝地区有必要通过产业融合的方式来缩短与东部地区的差距。随着"健康中国"战略、旅游发展战略、成渝地区双城经济圈等国家战略的实施,成渝两地将健康产业和旅游产业作为重要支柱,以产业融合为引领,是协同成渝地区双城经济圈建设的有效途径。

第二节　经济环境

一、消费市场

国家和地区的经济实力与消费水平在很大程度上影响着消费市场的变化,广阔的消费市场为成渝地区双城经济圈健康产业与旅游产业融合创造了市场机遇。2021 年全国国内生产总值近 114.4 万亿元,较上年增长 8.1%;近 5 年全国国内生产总值年均增长率为 6%,保持着稳定增长趋势。其中旅游产业逐渐复苏,2021 年接待国内游客 32.46 亿人次,实现国内旅游收入 2.92 万亿元,较上年分别上升 12.7%、30.9%[98]。新时期成渝地区双城经济圈经济发展也取得了一定成效,2021 年生产总值达 7.39 万亿元,占全国比重 6.5%,其中四川片区地区生产总值 4.81 万亿元,重庆片区地区生产总值 2.58 万亿元,总体上保持了稳定的增长态势,增长极和动力源作用得以体现。

全国及成渝地区双城经济圈经济水平逐年攀升,旅游产业和健康产业规模总体呈增长态势,为居民提供了广阔的消费市场。2017—2021 年成渝地区双城经济圈旅游产业及健康产业发展情况见表3.2,近年来重庆片区、四川片区和成渝地区双城经济圈旅游收入、旅游人次、医疗卫生机构总收入、总诊疗人次均呈增长态势,旅游产业规模和健康产业规模逐年扩大。2020 年由于新冠疫情影响,旅游产业规模和健康产业规模出现较大幅度削减,但 2021 年逐渐复苏。旅游者健康养生需求增加,迫切关注自身的健康状况,大众对健康产业与旅游产业融合的意愿增强;预计到 2030 年,我国康养旅游产业规模将达到 30 万亿元[99]。健康产业和旅游产业作为拉动经济增长、促进经济转型的发展引擎,二者融合的新业态即康养旅游也必将成为推动成渝地区经济发展的新引擎。

表 3.2　2017—2021 年成渝地区双城经济圈旅游产业及健康产业发展情况

年份	地区	旅游产业		健康产业	
		旅游收入/亿元	旅游人次/万人次	医疗卫生机构总收入/亿元	总诊疗人数/万人次
2017	重庆片区	2 504.88	46 587.85	769.39	13 839.62
	四川片区	8 350.43	77 900.43	1 742.36	40 859.71
	成渝地区双城经济圈	10 855.31	124 488.28	2 511.75	54 699.33
2018	重庆片区	3 228.90	52 897.81	813.52	13 940.04
	四川片区	10 125.90	90 124.45	1 944.16	44 767.89
	成渝地区双城经济圈	13 354.80	143 022.26	2 757.68	58 707.93
2019	重庆片区	3 253.76	69 522.06	867.48	15 673.45
	四川片区	12 300.55	103 860.83	2 256.61	48 723.16
	成渝地区双城经济圈	15 554.31	173 382.89	3 124.09	64 396.61
2020	重庆片区	2 811.49	58 913.48	983.51	14 594.01
	四川片区	9 092.35	81 847.26	2 369.70	44 324.26
	成渝地区双城经济圈	11 903.84	140 760.74	3 353.21	58 918.27

续表

年份	地区	旅游产业		健康产业	
		旅游收入/亿元	旅游人次/万人次	医疗卫生机构总收入/亿元	总诊疗人数/万人次
2021	重庆片区	3 874.47	65 725.23	1 123.94	22 282.44
	四川片区	10 115.24	97 627.41	2 589.8	47 350.31
	成渝地区双城经济圈	13 989.71	163 352.64	3 713.74	69 632.75

资料来源:2017—2021 年各地区国民经济和社会发展统计公报、卫生健康统计年鉴

二、投资项目

2021 年文化和旅游部等 7 家单位公布的全国文化和旅游投融资项目共计 320 个,总投资 6 194.1 亿元,项目涵盖服务国家重大区域发展战略类、国家文化公园类、产业提质升级类和产业扶贫类四大类别,其中康养游、生态游等个性化项目占比近一半,可见我国更加注重康体养生、生态旅游等新产业发展[100]。当前,我国文旅投资项目呈现出向新产品、新业态聚焦的趋势,反映出我国文旅产业进入了以高质量发展为主题的新阶段,产业融合发展正在由过去的政策引导向强化项目支撑转变。除国家层面的项目支撑外,成渝地区双城经济圈同样深入推进产业协同招商,以重大项目为抓手,为产业融合创造有利的投资环境。

2021 年上半年,成渝地区在现代基础设施、现代产业、科技创新、公共服务、文化旅游等方面的合作共建重大项目开工 58 个,开工率 86.6% ,累计投资、年度投资分别完成 1 537.9 亿元和 414.6 亿元。在文旅投资方面,2021 年四川省签约 88 个文旅投资项目,投资总额达 1 336 亿元,投资项目涉及康养旅游、夜间文化和旅游、旅游演艺、数字文化和旅游、影视动漫、红色旅游、文博旅游等新业态[101]。康养旅游、文旅综合体等 2021—2023 年重庆市级重点文旅产业项目共

计 129 个[102]，其中，康养旅游类项目占据一定比重，重庆市政府加速推进健康产业与旅游产业融合，投资建设了巴南区圣灯山康养农旅小镇、北碚区恒大国际温泉旅游健康小镇、巫山云雨生态康养旅游度假区等 10 余个重大康养旅游类项目。总之，国家和地方层面有关文旅投资项目均涉及康养旅游新业态，为健康产业与旅游产业融合提供了良好的投资环境。

第三节　社会环境

一、人口环境

全国和成渝地区近年来 60 岁及以上老年人口数量和占比逐年攀升，老龄化趋势加重，如何应对老龄化问题是当今社会关注的重点话题。据第七次全国人口普查数据显示，我国 60 岁及以上老年人口数量为 2.6 亿人，占比高达 18.70%，其中 65 岁及以上老年人口数量为 1.9 亿人，占比 13.50%，较第六次人口普查数据分别上升 5.44、4.63 个百分点[103]；重庆市和四川省 60 岁及以上老年人口数量分别为 701.04 万人、1 816.4 万人，占比高达 21.9%、21.7%。由图 3.1 可知，成渝地区双城经济圈内 60 岁及以上老年人口比重超过 20% 的地区有 36 个，65 岁及以上老年人口比重超过 14% 的地区有 38 个，经济圈内超过 80% 的地区已进入中度老龄化社会。我国老年群体数量与日俱增，更有超 70% 的人处于亚健康状态，庞大的老年群体、亚健康群体及健康养生需求的增长为旅游与健康、养老等幸福产业的融合奠定了广阔的市场基础，银发旅游、康养旅居等具有广阔市场前景。成渝地区人口老龄化及亚健康群体数量逐年增长的人口环境同样加速着健康产业与旅游产业的融合进程。为推动健康产业与旅游产业深度融合，满足大众旅游者康养旅游需求，推动康养旅游产业高质量发展，成渝地区召开了推动大健康产业高质量发展研讨会等大型会议进行宣传推介,营造出良好的产业发展氛围,以产业融合为契机共唱"双城记"、共建"经济圈"。

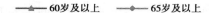

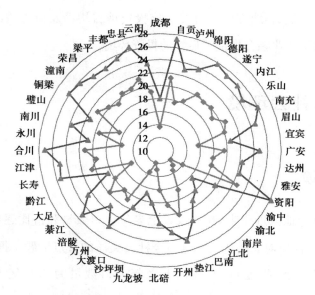

图3.1 成渝地区双城经济圈老年人口占比

资料来源:重庆市第七次全国人口普查公报、四川省第七次全国人口普查公报

二、消费观念

新常态下我国居民消费结构和消费方式发生显著变化,居民消费中住宿、文化教育、交通通信、医疗保健、休闲娱乐等享受类消费支出占比提升,其中旅游消费在消费市场中占据一定地位,旅游业逐渐成为国民经济的支柱性产业。由《中国国内旅游发展年度报告 2022》可知,近年来我国国内居民人均消费支出及旅游人均花费逐年增长,2021 年居民人均消费支出和人均旅游花费分别为24 100 元、899.28 元,均较上一年有所增长[104]。2017—2021 年成渝地区双城经济圈旅游人均花费也呈增长态势(图3.2),2021 年达到了 578 元。随着居民人均消费支出和旅游人均花费的总体增加,旅游消费观念逐渐深入人心。此

外,我国旅游业在发展过程中注重游客的旅游体验,从观光旅游逐渐发展到体验旅游、康养旅游等。我国庞大的老年群体、亚健康群体及健康养生需求的增长促使健康消费观念加速形成。老年群体经济实力强、闲暇时间多,是消费市场的主要增长动力。由于老年群体自身特殊的健康状况,健康、养生、养老类产品成为他们的刚需,健康消费发展为银发经济新的消费热点。亚健康逐渐成为社会普遍现象,高品质生活和身心健康是人们的主要关注点,健康保健成为上班族、学生等亚健康群体的追求。国民更加关注自身的健康状况,健康养生需求增加,健康产业与旅游产业融合是众望所归。由于目前没有关于康养旅游的直接统计数据,故参考学者李莉、陈雪钧[105]对康养旅游人次及收入的换算方法,由图 3.2 可知,近年来成渝地区双城经济圈康养旅游人次总体呈增长趋势,2021 年突破了 2 200 万人次。康养旅游作为旅游业发展的新风口,其健康养生、医疗保健、休闲娱乐的作用符合现阶段大众旅游者康养旅游消费观念及追求美好生活的需求,是破解旅游业发展困境的新兴旅游形式。

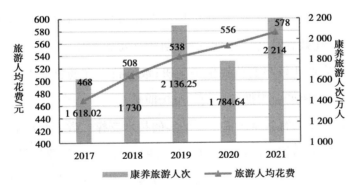

图 3.2　2017—2021 年成渝地区双城经济圈旅游人均花费及康养旅游人次

资料来源:历年全国旅游抽样调查资料、各市(区县)统计年鉴

第四节　技术环境

外部技术环境的变化对各行业影响重大,我国坚持把科技创新作为国家发

展的战略支撑,科技发展为健康产业与旅游产业深度融合创造了机遇。首先,科技进步解放了人类生产力,增加了国民闲暇时间,从而创造出更多的健康生活和出游机会。在新时期,我国科技水平和生产效率得到了显著提升,国民工作时间不断缩短,非工作时间进一步增加,人们用于康养旅游、休闲度假等享受类活动的时间将逐渐增多,从而为健康产业与旅游产业融合创造出更大的市场商机。

其次,新型科技加速了产业发展的效率变革,提高了健康产业与旅游产业效率。信息网络、人工智能、大数据、区块链等现代新型科技加快了健康产业与旅游产业融合发展进程,创新了康养旅游产品和服务,将"云直播""云演艺""云展览"及"云旅游"等新业态融入传统的康养旅游业态,培育出"互联网+旅游"新模式。在5G、AR、VR、AI、无人机等技术支持下,旅游主要通过新媒体以图文、全景、短视频、直播等多种形式呈现,通过"直播+互动+带货"模式为旅游者提供康养旅游产品,极大提高了旅游产业效率[106]。全民健康目标的实现极大程度受制于健康资源的供给,而通过科技创新与数字化转型,能够实现健康资源供给的最大化效率[107]。"十四五"时期产业数字化加速转型,大数据、区块链、云技术为健康产业效率变革提供了契机,数字技术在药物研发、临床服务、公共卫生管理等健康产业中拥有广阔的市场前景。

最后,科技进步为智慧旅游提供了坚实的技术支撑。数字经济对传统旅游模式形成冲击,倒逼传统旅游向智慧化发展,助推智慧酒店、智慧景区、智慧场景、智慧管理、智慧旅游加速形成。一方面,游客使用移动设备在携程、美团、去哪儿等OTA平台实现咨询、预订、购票功能,实现"零接触、弱接触"旅游,并通过VR体验、直播、短视频等进行"云旅游"。另一方面,大数据、智能化应用平台为企业的智能化经营提供了可能。通过数字处理、机器学习、构成用户画像、出行预警、行业市场分析等方式,旅游目的地建立起了旅游大数据平台,对旅游业发展进行监控和突发事件预警,提高了旅游业管理效率。智慧旅游加快了健康产业与旅游产业的融合进程,有利于创新康养旅游产品、服务及模式。

第五节　小结

新时期成渝地区双城经济圈健康产业与旅游产业融合的政治环境、经济环境、社会环境、技术环境发生了重大变革,机遇与挑战并存(表 3.3)。健康产业与旅游产业不得不加速融合以应对外部环境变化带来的挑战,同时外部环境变化带来的机遇(如政府扶持力度加大、科技发展等)也提升了两大产业融合的可行性。

表 3.3　健康产业与旅游产业融合发展环境变化带来的机遇与挑战

宏观环境	机遇	挑战
政治环境	相关政策文件多,具有政策导向作用;国家战略具有重要引领作用	对成渝地区健康产业与旅游产业融合的政策制定、政策扶持等提出了新要求
经济环境	产业规模逐年扩大,康养旅游消费市场广阔;文旅投资项目涉及康养旅游产业,提供了良好的投资环境	市场竞争带来的经济圈内部协作挑战;对资金使用、利益协同等要求更高
社会环境	银发群体和亚健康群体数量与日俱增,具备广阔市场基础;康养旅游消费观念加速形成,康养旅游需求增加	市场需求增加倒逼产品创新和供给侧结构性改革
技术环境	解放生产力,创造出更多的健康生活和出游机会;引发效率变革,提高健康产业和旅游产业效率;为智慧康养旅游奠定技术基础	对成渝地区的科技创新条件、技术人才等提出了更高要求

健康和旅游两大产业互补性较强,其融合发展既是必然的,也是可行的。从融合的理论逻辑来看,健康产业与旅游产业具有天然的耦合性,二者在融合过程中产业边界逐渐模糊,产业链得以重构和优化,原有产业价值链通过交叉、渗透等方式扩展到另一产业,推动健康产业和旅游产业之间的分工、协作转变为产业内部的分工,原先分别属于健康产业和旅游产业的要素、资源、产品、服

务等不断流通、交叉、融合及优化,产生了比原产业效果更强的叠加效应,两大产业的融合是资源要素动态重组、优化的过程。从融合的实践逻辑来看,健康产业与旅游产业在政策导向、经济发展、市场需求、产业发展等内部拉力和外部推力的共同作用下逐渐实现了技术融合、产品融合和市场融合。首先,"十四五"时期产业数字化加速转型,大数据、区块链、云技术为健康产业与旅游产业效率变革提供了契机,健康产业与旅游产业在生产技术、产品研发等方面存在技术壁垒,二者在技术层面进行融合可以有效打破技术边界。其次,产品融合是健康产业与旅游产业融合的核心环节,创新性强的融合产品可以为两大产业融合形成的新业态提供强劲的市场竞争力。随着健康产业与旅游产业市场消费需求的升级,二者通过产业延伸、产业重组、产业渗透3种融合模式形成的融合业态和融合产品逐渐丰富。最后,市场融合是健康产业与旅游产业融合的动力,能够模糊产业边界,加强产业之间的联系。技术融合和产品融合都是以市场融合为导向的,二者的融合有利于强化市场供给,产生新的产品和服务,并催生市场新需求,新的市场需求反过来推动产品供给与创新,进而形成更广阔的市场空间,为健康产业与旅游产业融合提供更大的市场范围[27]。

基于融合的理论逻辑和实践逻辑,健康产业与旅游产业融合具备较强的可行性,二者融合时产业边界趋于模糊,原有产业价值链得以重构和优化,健康产业和旅游产业的要素、资源、产品、服务等不断流通,二者的融合是资源要素动态重组、优化的过程。

第四章 成渝地区双城经济圈健康产业与旅游产业融合的时序特征分析

健康产业和旅游产业具有天然的耦合性,二者相互作用、共同发展,在融合过程中不断加深联系。为准确把握成渝地区双城经济圈健康产业与旅游产业在区域层面上的融合态势,本章构建出健康产业与旅游产业融合度评价指标体系,采用熵值法、耦合协调度法定量测算健康产业与旅游产业的综合发展水平以及两大产业的融合度,以期助推成渝地区双城经济圈健康产业与旅游产业高质量融合发展。

第一节 健康产业与旅游产业融合度评价指标体系构建

一、评价前提

"耦合"一词源于物理学,表示各个系统间相互作用、相互影响的状态,现广泛应用于经济学领域。耦合度代表各个系统之间相互影响的程度,协调度代表各个系统之间协调发展的程度,耦合协调发展代表各个系统在互惠的基础上,从简单到复杂,从无序到有序,从低级协调到高级和谐共生的动态演变过程[96]。健康产业和旅游产业具有天然的耦合性,二者相互作用、共同发展,在融合过程中不断加深联系,因此可以将健康产业和旅游产业看成两大相互作用的子系统,用耦合协调度法测算两大产业的融合发展情况。

二、评价指标体系构建原则

①科学性原则。评价指标体系应系统科学,能充分反映健康产业与旅游产业的实际发展水平及融合程度。

②可操作性原则。选取指标时应考虑成渝地区双城经济圈 36 个城市在市场需求、产业规模和接待能力方面的实际情况,各个指标的具体数据能否获取,是否能用既定研究方法测算健康产业与旅游产业的实际发展水平及融合度。因此,各个指标要有来源于官方渠道的详细数据作支撑,具备较强的可操作性。

③代表性原则。关于健康产业与旅游产业的评价指标较多,在指标选取时不能面面俱到,因此要抓住重点,选择具有代表性的评价指标。

三、评价指标选择依据

为测算成渝地区双城经济圈健康产业与旅游产业的融合度,需先对健康产业与旅游产业各自发展水平作出评价,因此评价指标的选取尤为重要。目前,学界关于旅游产业融合的研究较为丰富,评价指标的选取涉及较广,为本书选取相关指标提供了参考。

在旅游产业评价方面,Tang Z 选取发展规模、经济效益作为评价旅游产业的指标[108]。Bazargani R H Z 等用国际游客数、旅游 GDP 作为旅游绩效指标测度全球旅游产业竞争力[109]。徐飞等从设施保障、服务保障、人才保障、市场状况 4 个方面构建旅游产业发展指标体系[110]。吴代龙等选取旅游产业规模、旅游经济效益和旅游接待能力三大指标评价区域旅游产业发展水平[111]。赵书虹等从经济效益、市场规模、发展规模 3 个方面对旅游产业发展水平进行测度[112]。翁钢民等选取投入水平、产出效益、发展潜力、创新能力、旅游需求五大指标评价区域旅游产业协同效应[113]。范红艳等从产业规模、产业产出、产业接待、经济贡献 4 个方面对旅游产业发展作出了评价[114]。在健康产业评价方面，Branston J R 等认为医疗保健服务、医疗水平、就业满意度、国际贸易额是影响健康产业竞争力的首选因素[115]。耿烽选取基础设施、产业发展、人力资源、技术创新、经济发展、人群健康和生态环境七大指标测度健康服务业的区域竞争力[116]。梅蕾等从发展基础、产业规模、发展投入、产出效益 4 个方面评价健康服务业发展水平[117]。刘龙飞选取经营状况、从业人员、产业规模和机构数量四大指标对我国健康产业发展作出了评价[118]。孙宁等选取要素指数、需求指数、产业发展、政府支持指数等指标测度了中医药健康产业竞争力水平[119]。

　　从以上代表性研究成果来看，衡量健康产业与旅游产业发展水平的指标错综复杂，涵盖范围较广，但总体上可以概括为 3 个方面，即人、财、物，具体表现为市场需求、产业规模和接待能力，可见这三者对健康产业和旅游产业发展至关重要，能够有效地衡量健康产业与旅游产业的发展水平，因此本书从市场需求、产业规模和接待能力 3 个方面构建健康产业与旅游产业的融合度评价指标体系。就健康产业而言：医疗卫生机构总收入和总诊疗人数能够衡量健康产业发展状况，代表了健康产业规模；健康检查人数、人均医疗保健支出反映了健康消费情况，能够体现健康产业市场需求；医疗卫生机构数、卫生机构床位数、卫生技术人员数反映了健康产业接待能力。就旅游产业而言：旅游总收入和旅游总人次代表了旅游产业规模；人均可支配收入、人均地区生产总值和人均旅游消费体现了经济发展水平，进一步反映了旅游市场需求状况；旅行社、A 级景区、星级饭店直接影响着接待游客水平，体现了旅游产业接待能力。综上，基于《国家旅游及相关产业统计分类（2018）》和《健康产业统计分类（2019）》，同时参考以往的研究成果和相关专家的审阅，本着科学性、可操作性、代表性原则，本书构建出包含 3 个一级指标、17 个二级指标的成渝地区双城经济圈健康产业与旅游产业融合度评价指标体系，见表 4.1 所示。

表4.1　成渝地区双城经济圈健康产业与旅游产业融合度评价指标体系

产业类别	一级指标	二级指标	单位	指标类型	支撑文献
旅游产业	产业规模	旅游总收入	亿元	正向型	Tang Z (2015)[108]、赵传松 (2019)[120]
		旅游总人次	万人	正向型	
	市场需求	人均旅游消费	元	正向型	吴代龙等 (2021)[111]
		城镇居民人均可支配收入	元	正向型	翁钢民等 (2017)[113]
		农村居民人均可支配收入	元	正向型	
		人均地区生产总值	元	正向型	
	接待能力	旅行社	家	正向型	徐飞等 (2021)[110]
		A级景区	家	正向型	
		星级饭店	家	正向型	
健康产业	产业规模	医疗卫生机构总收入	亿元	正向型	耿烽 (2018)[116]
		总诊疗人数	万人	正向型	刘龙飞 (2021)[118]
	市场需求	健康检查人数	万人	正向型	
		城镇居民人均医疗保健支出	元	正向型	梅蕾等 (2020)[117]、Branston J R 等 (2006)[115]
		农村居民人均医疗保健支出	元	正向型	
	接待能力	医疗卫生机构数	个	正向型	刘龙飞 (2021)[118]
		卫生机构床位数	张	正向型	
		卫生技术人员数	人	正向型	

四、数据来源

由于研究对象经历了从"成渝城市群"到"成渝地区双城经济圈"的发展历程,且区域范围未发生改变,故选取2016—2021年作为研究时段,研究数据主要来源于2016—2021年《四川省统计年鉴》《四川省卫生健康统计年鉴》《重庆市统计年鉴》《重庆市卫生健康统计年鉴》《重庆市统计调查年鉴》,以及2016—

2021 年各市(区)统计年鉴及《国民经济和社会发展统计公报》。其中,2021 年四川省缺乏旅游相关的直接统计数据,故 2021 年四川省 15 个地级市的旅游总收入和旅游总人次由各地级市 2020 年相关数据与 2021 年四川省相关增长率换算所得,其他缺失数据通过线性插值法或均值法进行补充。

第二节　健康产业与旅游产业融合度评价方法

一、熵值法

由于各评价指标存在量纲不一致的差异,因此在综合评价时需要对各指标进行无量纲化处理,运用熵值法确定各项指标权重。假设有 r 个年份,n 个城市,m 个指标,则 $x_{ij}(0<i<n,0<j<m)$ 为第 i 个城市第 j 个指标值。熵值法步骤如下[121]:

(1)数据标准化

正向指标:$x'_{ij} = (x_{ij}-x_{j\min})/(x_{ij}-x_{j\max})+0.01$ （4.1）

负向指标:$x'_{ij} = (x_{j\max}-x_{ij})/(x_{j\max}-x_{j\min})+0.01$ （4.2）

(2)计算第 i 个城市在第 j 个指标上的指标比值

$$P_{ij} = x'_{ij}/\sum_{i=1}^{n} x'_{ij}$$ （4.3）

(3)计算第 j 个指标的熵值

$$e_j = -\frac{1}{\ln n}\sum_{i=1}^{n} P_{ij}\ln(P_{ij})$$ （4.4）

(4)计算差异系数

$$g_j = 1 - e_j$$ （4.5）

(5)计算指标权重

$$w_j = g_j/\sum_{j=1}^{m} g_j$$ （4.6）

（6）计算综合评价值

$$u_i = \sum_{j=1}^{m} w_j x'_{ij} \qquad (4.7)$$

二、耦合协调度法

健康产业与旅游产业具有天然的耦合性，使用耦合协调度法能够较为准确地反映两大产业的融合程度[122]。借鉴已有成果，本书将健康产业与旅游产业视为两大相互耦合的子系统，在熵值法确定指标权重的基础上构建可反映成渝地区双城经济圈健康产业与旅游产业融合发展水平的耦合协调度模型。耦合协调度法步骤如下[96]：

（1）计算耦合度

$$C = 2 \times \sqrt{\frac{u_1 \times u_2}{(u_1 + u_2)^2}} \qquad (4.8)$$

（2）计算综合协调指数

$$T = \alpha u_1 + \beta u_2 \qquad (4.9)$$

（3）计算耦合协调度

$$D = \sqrt{C \times T} \qquad (4.10)$$

式中，C 为两大子系统的耦合度，T 为两大子系统的综合协调指数，D 为耦合协调度，u_1、u_2 分别为健康产业子系统与旅游产业子系统的综合发展指数，α、β 为待定系数，考虑到成渝地区双城经济圈健康产业与旅游产业同等重要，故 α、β 均取 0.5。

此外，为了更清楚地反映成渝地区双城经济圈健康产业与旅游产业的耦合协调情况，参考廖重斌[123]的耦合协调度等级划分标准，详见表4.2。

表4.2　耦合协调度等级划分标准

耦合协调度区间	耦合协调度等级	耦合协调度区间	耦合协调度等级
(0.000 0,0.1)	极度失调	(0.500 1,0.6)	勉强协调

耦合协调度区间	耦合协调度等级	耦合协调度区间	耦合协调度等级
(0.100 1,0.2)	严重失调	(0.600 1,0.7)	初级协调
(0.200 1,0.3)	中度失调	(0.700 1,0.8)	中级协调
(0.300 1,0.4)	轻度失调	(0.800 1,0.9)	良好协调
(0.400 1,0.5)	濒临失调	(0.900 1,1.0)	优质协调

第三节　健康产业与旅游产业融合度测算

一、指标权重的计算

根据公式(4.1)—公式(4.6)对指标权重进行计算,得到各指标熵值 e_j 、差异系数 g_j 和权重 w_j ,详见表 4.3。

表 4.3　成渝地区双城经济圈各指标熵值 e_j 、差异系数 g_j 、权重 w_j

产业类别	一级指标	二级指标	熵值 e_j	差异系数 g_j	权重 w_j
旅游产业 (0.484 9)	产业规模 (0.154 1)	旅游总收入	0.873 2	0.126 8	0.085 3
		旅游总人次	0.897 9	0.102 1	0.068 8
		人均旅游消费	0.979 1	0.020 9	0.014 1
	市场需求 (0.064 4)	城镇居民人均可支配收入	0.981 1	0.018 9	0.012 8
		农村居民人均可支配收入	0.977 9	0.022 1	0.014 9
		人均地区生产总值	0.966 3	0.033 7	0.022 6
	接待能力 (0.266 4)	旅行社	0.787 1	0.212 9	0.143 4
		A 级景区	0.917 7	0.082 3	0.055 4
		星级饭店	0.899 6	0.100 4	0.067 6

续表

产业类别	一级指标	二级指标	熵值 e_j	差异系数 g_j	权重 w_j
健康产业 (0.515 1)	产业规模 (0.186 4)	医疗卫生机构总收入	0.847 7	0.152 3	0.102 6
		总诊疗人数	0.875 5	0.124 5	0.083 8
		健康检查人数	0.875 3	0.124 7	0.084 0
	市场需求 (0.117 9)	城镇居民人均医疗保健支出	0.982 8	0.017 2	0.011 6
		农村居民人均医疗保健支出	0.966 9	0.033 1	0.022 3
	接待能力 (0.210 8)	医疗卫生机构数	0.907 8	0.092 2	0.062 1
		卫生机构床位数	0.900 8	0.099 2	0.066 7
		卫生技术人员数	0.878 3	0.121 7	0.082 0

二、测算结果

根据表 4.3 计算得出的指标权重,代入公式(4.7)得到成渝地区双城经济圈 2016—2021 年健康产业子系统与旅游产业子系统的综合发展指数,指数越高说明各地区在健康产业与旅游产业方面发展越好,两大产业子系统的综合发展指数详见 4.4。

运用 SPSS 软件,根据两大产业子系统的综合发展指数,代入公式(4.8)—公式(4.10)得到 2016—2021 年成渝地区双城经济圈健康产业与旅游产业的耦合协调度,详见表 4.5。

表 4.4 2016—2021 年成渝地区双城经济圈健康产业与旅游产业综合发展指数

年份城市	2016年 u_1	2016年 u_2	2017年 u_1	2017年 u_2	2018年 u_1	2018年 u_2	2019年 u_1	2019年 u_2	2020年 u_1	2020年 u_2	2021年 u_1	2021年 u_2	平均值 u_1	平均值 u_2
成都	0.364	0.334	0.392	0.359	0.422	0.397	0.476	0.429	0.455	0.400	0.494	0.418	0.434	0.390
自贡	0.056	0.047	0.061	0.054	0.067	0.060	0.075	0.067	0.074	0.064	0.081	0.069	0.069	0.060
泸州	0.081	0.067	0.089	0.075	0.095	0.082	0.104	0.087	0.102	0.082	0.106	0.085	0.096	0.080
德阳	0.072	0.051	0.072	0.061	0.080	0.071	0.090	0.076	0.083	0.070	0.083	0.076	0.080	0.067
绵阳	0.103	0.078	0.110	0.086	0.117	0.095	0.125	0.103	0.120	0.103	0.134	0.111	0.118	0.096
遂宁	0.064	0.052	0.069	0.056	0.073	0.062	0.079	0.070	0.080	0.069	0.080	0.072	0.074	0.063
内江	0.058	0.040	0.064	0.045	0.070	0.051	0.078	0.056	0.076	0.058	0.080	0.064	0.071	0.052
乐山	0.063	0.090	0.066	0.103	0.072	0.110	0.079	0.118	0.078	0.118	0.085	0.130	0.074	0.112
南充	0.124	0.065	0.132	0.073	0.138	0.082	0.143	0.092	0.141	0.098	0.145	0.106	0.137	0.086
眉山	0.058	0.057	0.051	0.062	0.060	0.069	0.065	0.073	0.063	0.072	0.070	0.078	0.061	0.069
宜宾	0.084	0.062	0.094	0.080	0.099	0.092	0.104	0.104	0.104	0.106	0.108	0.115	0.099	0.093
广安	0.064	0.051	0.067	0.058	0.068	0.064	0.074	0.068	0.075	0.058	0.072	0.062	0.070	0.060
达州	0.091	0.057	0.092	0.051	0.094	0.054	0.100	0.064	0.100	0.066	0.105	0.071	0.097	0.061
雅安	0.031	0.063	0.034	0.067	0.040	0.072	0.045	0.076	0.044	0.075	0.047	0.081	0.040	0.072
资阳	0.062	0.035	0.064	0.038	0.068	0.043	0.069	0.044	0.067	0.045	0.070	0.049	0.067	0.042
重庆主城	0.146	0.254	0.182	0.269	0.196	0.289	0.213	0.302	0.216	0.296	0.252	0.313	0.201	0.287
万州	0.039	0.036	0.042	0.041	0.044	0.044	0.049	0.048	0.050	0.051	0.058	0.058	0.047	0.046

续表

年份	2016年		2017年		2018年		2019年		2020年		2021年		平均值	
涪陵	0.023	0.040	0.028	0.045	0.031	0.050	0.033	0.057	0.037	0.064	0.039	0.072	0.032	0.055
綦江	0.019	0.024	0.022	0.029	0.022	0.035	0.024	0.039	0.025	0.038	0.028	0.042	0.024	0.034
大足	0.015	0.030	0.017	0.034	0.019	0.042	0.025	0.048	0.028	0.051	0.032	0.059	0.023	0.044
黔江	0.011	0.023	0.013	0.027	0.015	0.033	0.017	0.037	0.018	0.039	0.020	0.044	0.016	0.034
长寿	0.018	0.029	0.021	0.032	0.022	0.036	0.026	0.043	0.028	0.051	0.032	0.059	0.024	0.041
江津	0.024	0.040	0.028	0.045	0.030	0.050	0.033	0.055	0.033	0.056	0.038	0.061	0.031	0.051
合川	0.028	0.021	0.032	0.025	0.035	0.030	0.038	0.040	0.040	0.041	0.045	0.049	0.036	0.034
永川	0.027	0.036	0.030	0.041	0.032	0.048	0.039	0.054	0.040	0.059	0.048	0.065	0.036	0.050
南川	0.017	0.032	0.013	0.034	0.019	0.038	0.019	0.042	0.022	0.042	0.027	0.053	0.020	0.040
璧山	0.019	0.027	0.021	0.032	0.024	0.037	0.031	0.045	0.031	0.047	0.036	0.055	0.027	0.041
铜梁	0.014	0.029	0.017	0.034	0.018	0.038	0.023	0.047	0.027	0.052	0.030	0.057	0.022	0.043
潼南	0.013	0.021	0.016	0.025	0.017	0.029	0.018	0.034	0.024	0.038	0.025	0.044	0.019	0.032
荣昌	0.015	0.022	0.018	0.026	0.020	0.032	0.022	0.040	0.026	0.047	0.028	0.054	0.022	0.037
梁平	0.021	0.017	0.023	0.021	0.028	0.026	0.036	0.035	0.038	0.039	0.039	0.046	0.031	0.031
丰都	0.011	0.015	0.013	0.018	0.014	0.024	0.016	0.030	0.016	0.038	0.015	0.044	0.014	0.028
垫江	0.022	0.020	0.027	0.022	0.030	0.026	0.035	0.032	0.040	0.037	0.045	0.044	0.033	0.030
忠县	0.017	0.017	0.019	0.021	0.025	0.025	0.026	0.033	0.028	0.037	0.036	0.044	0.025	0.030
开州	0.018	0.024	0.021	0.027	0.022	0.031	0.026	0.034	0.026	0.037	0.027	0.042	0.023	0.032
云阳	0.011	0.018	0.015	0.022	0.017	0.029	0.020	0.038	0.022	0.042	0.025	0.047	0.018	0.033

（上接区域汇总表一）

城市	2016年	2017年	2018年	2019年	2020年	2021年	均值
成都都市圈	0.139	0.141	0.149	0.141	0.172	0.161	0.198
成渝西南部地区	0.072	0.086	0.099	0.120	0.103	0.125	0.139
成渝东北部地区	0.097	0.072	0.084	0.110	0.130	0.125	0.105
重庆都市圈	0.082	0.102	0.122	0.141	0.114	0.118	0.164
成渝地区双城经济圈	0.343	0.377	0.379	0.414	0.411	0.446	0.461

城市	2016年	2017年	2018年	2019年	2020年	2021年	均值
成都都市圈	0.221	0.183	0.213	0.203	0.230	0.170	0.197
成渝西南部地区	0.159	0.124	0.163	0.141	0.179	0.109	0.143
成渝东北部地区	0.129	0.148	0.141	0.158	0.157	0.130	0.115
重庆都市圈	0.187	0.145	0.192	0.133	0.191	0.118	0.166
成渝地区双城经济圈	0.501	0.451	0.486	0.446	0.514	0.414	0.459

表 4.5　2016—2021 年成渝地区双城经济圈健康产业与旅游产业耦合协调度

城市	2016年	2017年	2018年	2019年	2020年	2021年	均值
成都	0.591	0.613	0.640	0.672	0.653	0.674	0.641
自贡	0.226	0.240	0.252	0.266	0.262	0.273	0.253
泸州	0.271	0.285	0.297	0.308	0.302	0.308	0.295
德阳	0.246	0.257	0.274	0.288	0.276	0.282	0.270
绵阳	0.300	0.312	0.325	0.337	0.334	0.349	0.326
遂宁	0.240	0.249	0.259	0.272	0.272	0.275	0.261
内江	0.219	0.232	0.244	0.257	0.258	0.268	0.246
乐山	0.274	0.287	0.299	0.311	0.310	0.324	0.301
南充	0.300	0.313	0.327	0.339	0.343	0.352	0.329
眉山	0.240	0.237	0.253	0.263	0.260	0.272	0.254
宜宾	0.269	0.295	0.309	0.323	0.325	0.333	0.309
广安	0.239	0.250	0.257	0.266	0.257	0.259	0.255
达州	0.268	0.262	0.267	0.283	0.285	0.294	0.277
雅安	0.210	0.220	0.231	0.241	0.240	0.249	0.232
资阳	0.216	0.223	0.232	0.234	0.235	0.243	0.230
重庆主城	0.439	0.470	0.488	0.504	0.503	0.530	0.489
万州	0.194	0.203	0.210	0.221	0.225	0.241	0.216
涪陵	0.174	0.189	0.199	0.209	0.221	0.230	0.203

续表

城市	2016年	2017年	2018年	2019年	2020年	2021年	均值
綦江	0.146	0.158	0.166	0.175	0.176	0.186	0.168
大足	0.145	0.155	0.168	0.185	0.195	0.209	0.176
黔江	0.125	0.136	0.149	0.157	0.163	0.173	0.150
长寿	0.151	0.160	0.169	0.183	0.193	0.208	0.177
江津	0.177	0.188	0.196	0.206	0.207	0.219	0.199
合川	0.155	0.168	0.180	0.197	0.202	0.216	0.186
永川	0.176	0.187	0.197	0.215	0.220	0.236	0.205
南川	0.153	0.146	0.163	0.169	0.174	0.195	0.167
璧山	0.150	0.161	0.171	0.193	0.196	0.211	0.180
成都都市圈	0.379	0.395	0.422	0.452	0.445	0.465	0.426
成渝西南部地区	0.290	0.319	0.346	0.375	0.377	0.399	0.351
成渝地区双城经济圈	0.599	0.630	0.660	0.691	0.684	0.692	0.659

城市	2016年	2017年	2018年	2019年	2020年	2021年	均值
铜梁	0.143	0.154	0.163	0.180	0.193	0.204	0.173
潼南	0.130	0.142	0.148	0.158	0.173	0.182	0.155
荣昌	0.135	0.148	0.159	0.173	0.186	0.197	0.167
梁平	0.137	0.149	0.164	0.188	0.196	0.205	0.173
丰都	0.113	0.123	0.136	0.148	0.156	0.160	0.139
垫江	0.145	0.157	0.168	0.183	0.195	0.211	0.177
忠县	0.129	0.141	0.159	0.172	0.180	0.200	0.163
开州	0.143	0.154	0.162	0.172	0.176	0.183	0.165
云阳	0.120	0.134	0.148	0.167	0.175	0.185	0.155
重庆都市圈	0.316	0.346	0.369	0.397	0.408	0.400	0.373
成渝东北部地区	0.290	0.311	0.339	0.368	0.380	0.397	0.347

第四节　健康产业与旅游产业融合度测算结果分析

一、健康产业与旅游产业综合发展水平时序演化分析

（一）健康产业综合发展水平时序演化分析

由表4.4可知,成渝地区双城经济圈整体的健康产业综合发展水平呈波动上升趋势,6年间增长率达30%,2019年达到最大值0.455,但由于外部环境的影响,2020年和2021年有所回落。四大地域板块的健康产业综合发展水平也呈波动上升趋势,成都都市圈远优于其他3个板块,6年间增长率达46%;成渝东北部地区次之,6年间增长率达62.8%;重庆都市圈和成渝西南部地区的健康产业综合发展水平相对较低,6年间增长率分别为62.2%、95.8%,发展态势良好。总体而言,2021年成渝地区双城经济圈整体及四大地域板块的健康产业综合发展水平相较于2016年均有所提升,但其综合发展水平偏低,仍有较大的发展空间。同时,根据表4.4绘制2016年和2021年成渝地区双城经济圈各城市健康产业综合发展水平趋势图(图4.1)。由趋势图可知:成渝地区双城经济圈各城市健康产业综合发展水平呈增长趋势,成都市健康产业发展水平显著高于其他地区,2021年达到了0.494,综合排名第一,这与成都市的经济地位显著相关;重庆主城健康产业综合发展指数为0.252,虽只有成都市的一半,但远高于其他地区;丰都县健康产业综合发展水平最低,仅为0.015,是成都市的1/33;除重庆主城外,四川片区绝大部分地区健康产业综合发展水平显著高于重庆片区,只有万州区稍高于雅安市,由于重庆各区县与四川各市在经济发展上存在较大差距,因此重庆片区健康产业综合发展水平普遍不及四川片区。

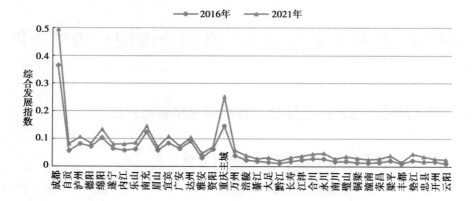

图 4.1　2016 年和 2021 年成渝地区双城经济圈各城市健康产业综合发展水平趋势图

（二）旅游产业综合发展水平时序演化分析

由表 4.4 可知,成渝地区双城经济圈整体的旅游产业综合发展水平呈波动上升趋势,6 年间增长率达 36.3%,2021 年达到最大值 0.514。四大地域板块的旅游产业综合发展水平也呈波动上升趋势,按发展水平排序依次是成都都市圈、重庆都市圈、成渝西南部地区、成渝东北部地区,6 年间增长率分别达 54.4%、56.6%、80.8%、118%,虽然成都都市圈远优于其余三大板块,但三大板块特别是成渝东北部地区发展十分迅猛,发展态势良好。总体而言,2021 年成渝地区双城经济圈整体及四大地域板块的旅游产业综合发展水平相较于 2016 年均有所提升,但其综合发展水平偏低,仍有较大的发展空间。同时,根据表 4.4 绘制 2016 年和 2021 年成渝地区双城经济圈各城市旅游产业综合发展水平趋势图（图 4.2）。由趋势图可知:成渝地区双城经济圈各城市旅游产业综合发展水平呈增长趋势,成都市旅游产业综合发展水平显著高于其他地区,2021 年达到了 0.418,综合排名第一,这与成都市的旅游产业规模显著相关;重庆主城旅游产业综合发展指数为 0.313,虽不及成都市,但远高于其他地区,这得益于重庆市近年来的"网红"旅游城市形象;开州和綦江旅游产业综合发展水平最低,仅为 0.042,是成都市的 1/10,其薄弱的经济基础和旅游收入抑制了旅游产业发展;除重庆主城外,四川片区绝大部分地区旅游产业综合发展水平显著高于重庆片区,由于重庆各区县与四川各市在经济发展上存在较大差距,因此重庆片区旅游产业综合发展水平普遍不及四川片区。

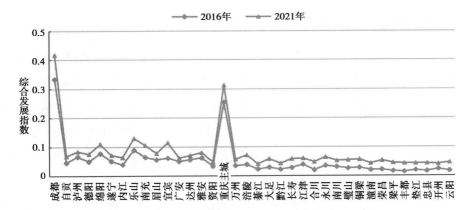

图 4.2　2016 年和 2021 年成渝地区双城经济圈各城市旅游产业综合发展水平趋势图

（三）对比分析

由 2016—2021 年成渝地区双城经济圈健康产业与旅游产业综合发展水平趋势图(图 4.3)可知,2016—2021 年健康产业与旅游产业的综合发展处于较低水平,均未超过 0.6,但 6 年间两大产业的综合发展水平呈平稳增长趋势。此外,旅游产业发展起步相对较高且明显优于健康产业,由 0.377 增长至 0.514,增长率达 36.3%;健康产业发展起步相对较低,由 0.343 增长至 0.446,增长率达 30%,具有一定的发展空间。

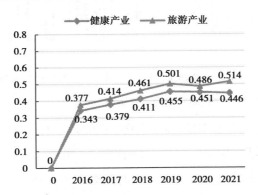

图 4.3　2016—2021 年成渝地区双城经济圈健康产业与旅游产业综合发展水平趋势图

二、健康产业与旅游产业耦合协调度时序演化分析

（一）耦合协调度趋势

根据表4.5绘制2016—2021年成渝地区双城经济圈整体及四大地域板块健康产业与旅游产业的耦合协调度柱状图（图4.4）。由趋势线可知，成渝地区双城经济圈整体的耦合协调度呈波动上升趋势，6年间增长率达15.3%，2021年达到最大值0.692。四大地域板块的耦合协调度也呈波动上升趋势，成都都市圈的融合程度远优于其他3个板块，6年间增长率达22.7%；重庆都市圈、成渝东北部地区和成渝西南部地区的耦合协调度基本齐平，6年间增长率分别为26.6%、36.9%、37.6%，发展态势良好。总体而言，2021年成渝地区双城经济圈整体及四大地域板块的耦合协调度相较2016年均有所提升，但其耦合协调水平偏低，仍有较大的发展空间。

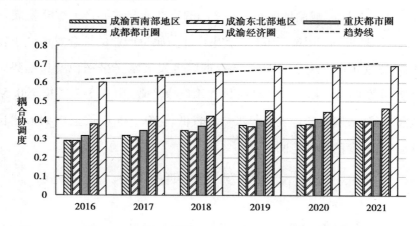

图4.4　2016—2021年成渝地区双城经济圈整体及四大地域板块健康产业与
旅游产业的耦合协调度柱状图

同时，根据表4.5绘制2016年和2021年成渝地区双城经济圈各城市健康产业与旅游产业的耦合协调度趋势图（图4.5）。由表4.5和图4.5可知，6年间成渝地区双城经济圈各城市健康产业与旅游产业的耦合协调度呈波动上升趋势，部分城市2020年和2021年的耦合协调度相较于前一年有所降低。除成

都和重庆主城外,经济圈内其他城市的融合发展水平都较低,绝大多数不及
0.3。成都市健康产业与旅游产业的融合效果最好,显著优于其他地区,耦合协
调度由 2016 年的 0.591 增长至 2021 年的 0.674,增长率达 14%,综合排名第
一,这与成都市康养旅游资源禀赋、政府积极推动健康产业与旅游产业融合紧
密相关,龙泉山城市森林公园登山赛、医疗康养旅游等的发展都是成都市健康
产业与旅游产业高质量融合发展的体现。重庆主城健康产业与旅游产业的融
合效果仅次于成都,耦合协调度由 2016 年的 0.439 增长至 2021 年的 0.530,增
长率达 20.7%,综合排名第二,重庆主城区实施的诸如整合康养旅游资源、培育
"温泉+"产品等举措有效助推了两大产业融合发展。丰都县健康产业与旅游产
业的融合效果最差,2021 年耦合协调度仅为 0.16,不及成都市的 1/4,其落后的
健康产业与旅游产业发展水平阻碍了两大产业高质量融合发展,但相较于 2016
年增长率达 41.6%,具有较大的发展空间。由于重庆片区与四川片区的各个城
市在健康产业与旅游产业综合发展水平上存在较大差距,因此重庆片区除重庆
主城外的其他城市健康产业与旅游产业的融合水平普遍不及四川片区,但 6 年
间重庆片区多数城市的耦合协调度增长率在 30%以上,说明重庆片区各个城市
健康产业与旅游产业的融合度发展空间较大。

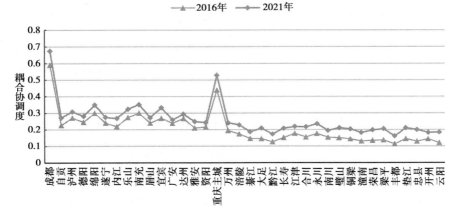

图 4.5　2016 年和 2021 年成渝地区双城经济圈各城市健康产业与旅游产业的
耦合协调度趋势图

（二）耦合协调度等级

根据表 4.2 对成渝地区双城经济圈整体、各地域板块及 36 个城市的耦合协调度进行等级划分,从高到低划分为 10 个等级(表 4.6)。从整体上看,6 年间成渝地区双城经济圈的耦合协调度主要分布在(0.5,0.7)内,2016 年处于勉强协调阶段,2017—2021 年已至初级协调阶段。可见,成渝地区双城经济圈整体虽已达到协调状态,但协调等级偏低,仍需采取有效措施应对外部环境变化对两大产业融合产生的负面影响。从各地域板块看,6 年间四大板块的耦合协调度集中在(0.2,0.5)内,两大产业的耦合协调状态逐渐改善,成渝西南部地区、成渝东北部地区由中度失调发展至轻度失调,成都都市圈、重庆都市圈由轻度失调发展至濒临失调。

从各城市看,2016 年成渝地区双城经济圈 36 个城市的耦合协调度主要分布在(0.1,0.6)内,严重失调等级包含重庆片区的 20 个城市,中度失调等级包含四川片区的 14 个城市,可见半数以上城市都处于严重失调和中度失调阶段,健康产业与旅游产业融合程度较低;重庆主城处于濒临失调阶段,只有成都达到了勉强协调阶段。2021 年成渝地区双城经济圈 36 个城市的耦合协调度主要分布在(0.1,0.7)内,严重失调等级包含重庆片区的 9 个城市,中度失调等级包含四川片区和重庆片区的 20 个城市,可见半数以上城市仍处于严重失调和中度失调阶段,健康产业与旅游产业融合程度仍较低;轻度失调等级包含泸州、绵阳、乐山、南充、宜宾 5 个城市,重庆主城和成都分别达到了勉强协调和初级协调阶段。6 年间两大产业的耦合协调度等级发生了较大变化,各个城市逐渐由失调状态发展至协调状态,且区域内差异不断缩小,其中万州、涪陵、江津、合川、永川、璧山、梁平、垫江、大足、长寿、铜梁由严重失调发展至中度失调,泸州、绵阳、乐山、南充、宜宾由中度失调发展至轻度失调,重庆主城由濒临失调发展至勉强协调,成都由勉强协调发展至初级协调。总之,只有成渝地区双城经济圈整体、成都和重庆主城达到了协调状态,四大地域板块及其余 34 个城市均处于失调状态,两大产业融合水平偏低,区域内差异十分明显。

表4.6　2016—2021年成渝地区双城经济圈耦合协调度等级划分

耦合协调度等级	2016年	2017年	2018年	2019年	2020年	2021年
极度失调	无	无	无	无	无	无
严重失调	万州、江津、永川、涪陵、南川、长寿、璧山、垫江、大足、铜梁、梁平、荣昌、潼南、黔江、云阳、丰都	涪陵、江津、永川、合川、长寿、垫江、大足、开州、梁平、荣昌、南川、忠县、潼南、黔江、云阳、丰都	涪陵、永川、江津、合川、长寿、璧山、大足、垫江、綦江、梁平、铜梁、荣昌、南川、开州、忠县、潼南、黔江、云阳、丰都	綦江、大足、长寿、璧山、铜梁、南川、潼南、荣昌、合川、丰都、梁平、垫江、忠县、黔江、江津、开州、云阳	綦江、黔江、南川、潼南、丰都、忠县、开州、云阳、荣昌	綦江、黔江、南川、丰都、潼南、荣昌、忠县、开州、云阳
中度失调	南充、绵阳、乐山、泸州、宜宾、达州、德阳、遂宁、眉山、广安、自贡、内江、资阳、雅安、成渝西南部地区、成渝东北部地区	宜宾、乐山、泸州、达州、德阳、广安、遂宁、自贡、眉山、内江、资阳、雅安、万州	乐山、泸州、德阳、遂宁、眉山、广安、自贡、资阳、内江、雅安、万州	自贡、德阳、遂宁、内江、眉山、广安、达州、雅安、万州、涪陵、江津、永川	自贡、德阳、内江、遂宁、广安、雅安、眉山、万州、达州、涪陵、资阳、江津、合川、永川、梁平、大足、垫江、长寿、铜梁	自贡、德阳、遂宁、广安、资阳、内江、眉山、雅安、达州、万州、涪陵、江津、璧山、合川、永川、垫江、大足、梁平、铜梁、长寿

续表

耦合协调等级	2016年	2017年	2018年	2019年	2020年	2021年
轻度失调	重庆都市圈、成都都市圈	绵阳、南充、成渝西南部地区、成渝东北部地区、重庆都市圈、成都都市圈	绵阳、南充、宜宾、成渝西南部地区、成渝东北部地区、重庆都市圈	泸州、绵阳、乐山、南充、宜宾、成渝西南部地区、成渝东北部地区、重庆都市圈	泸州、绵阳、乐山、南充、宜宾、成渝西南部地区、成渝东北部地区	泸州、绵阳、乐山、南充、宜宾、成渝西南部地区、成渝东北部地区
濒临失调	重庆主城	重庆主城	重庆主城、成都都市圈	成都都市圈	成都都市圈、重庆都市圈	成都都市圈、重庆都市圈
勉强协调	成都、成渝地区双城经济圈	无	无	重庆主城	重庆主城	重庆主城
初级协调	无	成都、成渝地区双城经济圈	成都、成渝地区双城经济圈	成都、成渝地区双城经济圈	成都、成渝地区双城经济圈	成都、成渝地区双城经济圈
中级协调	无	无	无	无	无	无
良好协调	无	无	无	无	无	无
优质协调	无	无	无	无	无	无

（三）耦合协调度类型

根据 2016—2021 年成渝地区双城经济圈健康产业与旅游产业综合发展指数平均值的差异,可将耦合协调度分为 3 类:当 $u_1 > u_2$ 时,说明旅游产业发展比较滞后;当 $u_1 = u_2$ 时,说明健康产业与旅游产业发展同步;当 $u_1 < u_2$ 时,说明健康产业发展比较滞后[124]。据此,可以得到 2016—2021 年成渝地区双城经济圈健康产业与旅游产业的耦合协调度类型。从整体及各地域板块看:成渝东北部地区健康产业的综合发展水平略高于旅游产业,属于旅游产业滞后型;成渝地区双城经济圈整体、成都都市圈、成渝西南部地区和重庆都市圈属于健康产业滞后型。从各城市看:四川片区除乐山、眉山、雅安外的其他 11 个城市属于旅游产业滞后型,这些城市的旅游产业综合发展水平不及健康产业综合发展水平,这与它们大力推进医药健康产业发展显著相关;重庆片区除梁平、垫江外的其他 16 个城市以及四川片区的乐山、眉山、雅安属于健康产业滞后型,这些城市的健康产业综合发展水平不及旅游产业综合发展水平,这在极大程度上得益于重庆市的"网红"效应。其中,眉山、万州、合川、忠县早期表现为旅游产业滞后型,后期凭借旅游融合催生出康养度假、养老养生等旅游新业态,推动了旅游产业高质量发展,实现了旅游产业滞后向健康产业滞后的转变。

第五节　问题剖析

成渝地区双城经济圈健康产业与旅游产业综合发展水平以及二者耦合协调度的时序演化虽总体呈波动上升的阶段性特征,但仍存在融合成效不显著、区域差异较大、融合等级偏低等问题。一是产业综合发展水平和融合成效并未达到理想状态,其值在 2020 年和 2021 年有所下降,成渝地区应采取相应措施引导健康产业与旅游产业尽快适应外部环境变化带来的挑战。二是四大地域板块及 36 个城市融合度的差距显著,成都都市圈、成都市、重庆主城远优于其他板块和城市,融合效果最差的丰都县甚至不及成都市的 1/4,缩小地区间的差距迫在眉睫。三是只有成渝地区双城经济圈整体、成都市和重庆主城达到了协调状态,四大地域板块及其余 34 个城市均处于失调状态,两大产业耦合协调度等级偏低,区域内差异十分明显,仍需采取有效措施提升两大产业的融合发展水平。

总体而言,由于经济基础、产业规模、资源条件等方面的差异,成渝地区康养旅游产业分布不均,区域康养旅游发展失衡,极大地影响了健康产业与旅游产业的融合成效(表 4.7)。从整体上看:2021 年成都都市圈地区生产总值 2.5 万亿元,拥有旅游企业 1046 家,实现康养旅游收入 87 亿元,分别占成渝地区总量的 33.8%、37% 和 30%;2021 年重庆都市圈地区生产总值 2.28 万亿元,拥有旅游企业 849 家,康养旅游人数 708 万人,分别占成渝地区总量的 30.9%、30% 和 33.5%;而成渝西南部地区和成渝东北部地区生产总值占比分别为 16%、19.2%,旅游企业占比分别为 16.3%、16.7%。由此可见,四大地域板块康养旅游发展水平不一,成都都市圈和重庆都市圈是成渝地区康养旅游发展的主力军。从局部地区看:地区生产总值排名前三的地区分别是成都、重庆主城和绵阳,排名末三的地区分别是南川、丰都和黔江,前三地区总量是末三地区的 32 倍;旅游企业数量排名前三的地区分别是成都、重庆主城和乐山,排名末三的地区分别是荣昌、垫江和璧山,前三地区总量是末三地区的 92 倍;康养旅游收入排名前三的地区分别是成都、重庆主城和乐山,排名末三的地区分别是垫江、綦江和璧山,前三地区总量是末三地区的 44 倍;康养旅游人次排名前三的地区分别是成都、重庆主城和南充,排名末三的地区分别是垫江、綦江和长寿,前三地区总量是末三地区的 25 倍。成都和重庆主城在经济基础、产业规模、资源条件等方面位居前列,康养旅游综合竞争力远远强于其他地区,而重庆片区的部分城市发展较为落后,康养旅游综合竞争力偏弱,严重阻碍了成渝地区健康产业与旅游产业的融合发展进程。总之,四大地域板块和各城市在经济基础、产业规模、资源条件等方面存在较大差距,成渝地区不论在整体上还是局部地区都存在区域康养旅游发展失衡的问题,不利于健康产业与旅游产业高质量融合发展。

表4.7　2021年成渝地区双城经济圈康养旅游综合比较情况

地区	指标			
	经济基础	资源条件	产业规模	
	地区生产总值/亿元	旅游企业数量/家	康养旅游收入/亿元	康养旅游人数/万人次
成都都市圈	25 012	1 046	87	454
成渝西南部地区	11 807	461	69	434
成渝东北部地区	14 225	472	64	517
重庆都市圈	22 870	849	69	708
排在前三地区总量	34 194	1 662	131	829
排在末三地区总量	1 054	18	3	33

数据来源:2021年各地统计年鉴、统计公报

第六节　小结

本章构建了健康产业与旅游产业融合度评价指标体系,运用熵值法、耦合协调度法实证分析了2016—2021年成渝地区双城经济圈健康产业与旅游产业综合发展水平及两大产业系统耦合协调度的时序演化特征。结果显示:

①从综合发展水平看:6年间成渝地区双城经济圈整体、四大地域板块及36个城市健康产业与旅游产业的综合发展水平总体呈波动上升趋势,综合发展指数均分布在(0.01,0.6)内,发展水平较低,其中,成都都市圈的健康产业与旅游产业综合发展水平优于其他3个板块,成都市发展水平最高。

②从耦合协调度趋势看:6年间成渝地区双城经济圈整体、四大地域板块及36个城市的耦合协调度总体呈波动上升趋势,其中,成都都市圈的融合程度优

于其他 3 个板块,成都市融合效果最好,丰都县融合效果最差,且除成都和重庆主城外,经济圈内其他城市的融合水平都较低,绝大多数不及 0.3。

③从耦合协调度等级看:6 年间成渝地区双城经济圈整体的耦合协调度集中在(0.5,0.7)内,虽已达到协调状态,但协调等级偏低;四大地域板块的耦合协调度集中在(0.2,0.5)内,成渝西南部地区、成渝东北部地区由中度失调发展至轻度失调,成都都市圈、重庆都市圈由轻度失调发展至濒临失调,四大地域板块一直处于失调状态,融合发展水平有待提升;36 个城市的耦合协调度集中在(0.1,0.7)内,两大产业融合发展水平偏低,只有成都和重庆主城处于协调状态,其余 34 个城市均处于失调状态。

④从耦合协调度类型看:成渝东北部地区及四川片区的 11 个城市属于旅游产业滞后型;成渝地区双城经济圈整体、成渝西南部地区、成都都市圈、重庆都市圈、重庆片区的 16 个城市及四川片区的乐山、眉山、雅安属于健康产业滞后型;眉山、万州、合川、忠县在发展过程中实现了两种类型的转变。

总的来看,成渝地区双城经济圈健康产业与旅游产业综合发展水平及二者耦合协调度的时序演化虽总体呈波动上升的趋势,但仍存在融合成效不显著、区域差异较大、融合等级偏低等问题。

第五章　成渝地区双城经济圈健康产业与旅游产业融合的空间特征分析

本章在对成渝地区双城经济圈健康产业与旅游产业的融合发展水平进行时序演化分析的基础上,进一步探究当前两大产业融合的空间分布特征,借助 ArcGIS 软件和 UCINET 软件,对两大产业综合发展水平、融合度及融合的空间联系网络进行空间演化分析。

第一节　健康产业与旅游产业综合发展水平空间演化分析

根据表 4.4 对成渝地区双城经济圈各城市 6 年间健康产业与旅游产业综合发展指数的平均值进行 K-均值聚类分析,从高到低划分为 5 个类别,同时为了更直观地反映各地区在空间上的分布情况,运用 ArcGIS 软件绘制成渝地区双城经济圈健康产业与旅游产业的综合发展水平分布图。

一、健康产业综合发展水平空间演化分析

健康产业综合发展水平分类及分布情况如表 5.1、图 5.1 所示。高发展水平区和较高发展水平区均只有一个城市,分别为成都和重庆主城,形成了成渝发展主轴和成渝地区双城经济圈的"双核";中等发展水平区包含 2 个城市,即南充和绵阳,主要分布在经济圈北部,形成了经济圈的"一带";较低发展水平区包含 11 个城市,即宜宾、达州、泸州、德阳、遂宁、乐山、内江、广安、自贡、资阳、眉山,主要分布在经济圈中偏西部,形成了一个"T"状的分布区;低发展水平区

包含万州、雅安等21个城市,主要分布在经济圈中偏东部,形成了"C"状和"O"状的两个分布区。由此可见,成渝地区双城经济圈健康产业综合发展水平偏低且发展极不平衡,总体呈"西高东低、由两核向周边辐射"的空间分布特征,构成了"一轴双核、一带三区"的空间格局,只有少数城市处于中等及以上发展水平区,半数以上城市仍处于较低发展水平区和低发展水平区,且重庆片区除重庆主城外都处于低发展水平区,四川片区除雅安外都处于较低及以上发展水平区,因此四川片区健康产业综合发展水平在总体上优于重庆片区。

表 5.1 健康产业综合发展水平分类表

分类	高发展水平区	较高发展水平区	中等发展水平区	较低发展水平区	低发展水平区
城市	成都	重庆主城	南充、绵阳	宜宾、达州、泸州、德阳、遂宁、乐山、内江、广安、自贡、资阳、眉山	万州、雅安、合川、永川、垫江、涪陵、江津、梁平、璧山、忠县、长寿、綦江、开州、大足、荣昌、铜梁、南川、潼南、云阳、黔江、丰都

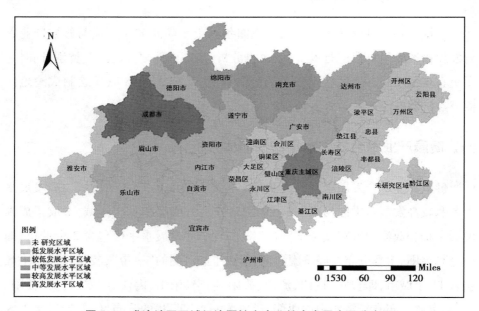

图 5.1 成渝地区双城经济圈健康产业综合发展水平分布图

二、旅游产业综合发展水平空间演化分析

旅游产业综合发展水平分类及分布情况如表5.2、图5.2所示。高发展水平区和较高发展水平区均只有一个城市，分别为成都和重庆主城，形成了成渝发展主轴和成渝地区双城经济圈的"两核"；中等发展水平区包含5个城市，即乐山、绵阳、宜宾、南充、泸州，主要分布在经济圈北部及南部片区；较低发展水平区包含11个城市，即雅安、眉山、德阳、遂宁、广安、自贡、达州、涪陵、江津、内江、永川，主要分布在经济圈中偏北部和中偏南部，形成了两个"一"字形的分布带；低发展水平区包含万州、大足等18个城市，主要分布在经济圈中部和东部，形成了"O"状、"C"状和"一"状的3个组团。由此可见，成渝地区双城经济圈旅游产业综合发展水平偏低且发展极不平衡，总体呈"西高东低、由两核向周边辐射"的空间分布特征，构成了"一轴双核、两片两带三组团"的空间格局，只有少数城市处于中等及以上发展水平，半数以上城市仍处于较低发展水平区和低发展水平区，且重庆片区多数城市都处于低发展水平区，四川片区多数城市都处于较低及以上发展水平，因此四川片区旅游产业综合发展水平在总体上优于重庆片区。

表5.2　旅游产业综合发展水平分类表

分类	高发展 水平区	较高发展 水平区	中等发展 水平区	较低发展 水平区	低发展 水平区
城市	成都	重庆主城	乐山、绵阳、宜宾、南充、泸州	雅安、眉山、德阳、遂宁、广安、自贡、达州、涪陵、江津、内江、永川	万州、大足、铜梁、资阳、长寿、璧山、南川、荣昌、綦江、黔江、合川、开州、潼南、云阳、梁平、垫江、忠县、丰都

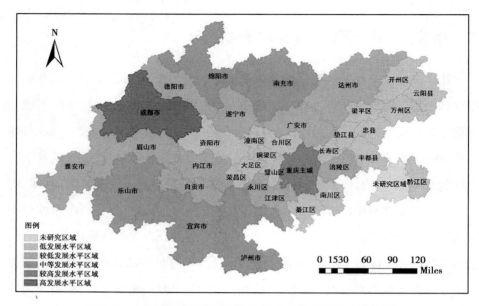

图 5.2　成渝地区双城经济圈旅游产业综合发展水平分布图

三、对比分析

由成渝地区双城经济圈健康产业与旅游产业综合发展水平分布图可知,二者均呈"西高东低、由两核向周边辐射"的空间分布特征,成都和重庆主城的健康产业与旅游产业综合发展水平较高,绵阳、泸州等位于经济圈北部和南部的城市基本处于中等发展水平区,重庆片区多数城市都处于低发展水平区,四川片区多数城市都处于较低及以上发展水平区,因此重庆片区健康产业与旅游产业的综合发展水平普遍落后,均不及四川片区。

第二节　健康产业与旅游产业融合度空间演化分析

为了更直观地反映各地在空间上的分布情况,运用 ArcGIS 软件根据表 4.2 绘制了成渝地区双城经济圈各城市健康产业与旅游产业的耦合协调度空间分布图(图5.3)。从历年耦合协调度空间分布上看,各地健康产业与旅游产业融合程度不一,耦合协调度等级差异较大,总体呈现出"西高东低、由两核向周边辐射"的空间分布特征,各地耦合协调度在6年间虽有小幅波动,但耦合协调度等级变化并不显著。其中,成都和重庆主城作为成渝地区双城经济圈的两大核心,由于二者健康产业与旅游产业综合发展水平较高,已达到协调状态。在成都和重庆主城这两大核心的辐射带动下,成都都市圈和重庆都市圈呈现出"圆环"状的空间分布形态;成渝东北部地区的城市从西往东分别处于轻度失调等级、中度失调等级和严重失调等级,在空间上呈"三级阶梯"状分布;成渝西南部地区的城市早期处于中度失调等级,在空间上呈"团"状聚集形态,后期部分城市达到轻度失调等级,形成了"块"状空间分布形态。

此外,成渝地区双城经济圈各城市健康产业与旅游产业的耦合协调度等级大致呈三级阶梯状变化,将处于中级协调、初级协调、勉强协调的区域及城市划分为第一梯队,濒临失调、轻度失调的区域及城市划分为第二梯队,中度失调、严重失调的区域及城市划分为第三梯队。从2021年成渝地区双城经济圈各城市健康产业与旅游产业的耦合协调度等级划分来看,第一梯队被经济圈整体、成都和重庆主城占据,第二梯队包含四大地域板块及泸州、绵阳等5个城市,第三梯队包含四川片区的自贡、德阳等9个城市以及重庆片区的綦江、大足等20个城市。总体而言,三大梯队间的差距比较明显,后续应发挥第一梯队在健康与旅游领域的辐射作用,加强与失调地区的协同协作和资源共享;第二梯队应加强地域间的协同协作,以提升成渝地区双城经济圈整体的融合水平,同时加大对第三梯队的资本投入,依托巴蜀文化和"青山绿水"等资源,培育本土特色康养旅游产业,提升两大产业的融合程度。

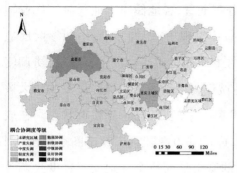

（a）2016 年

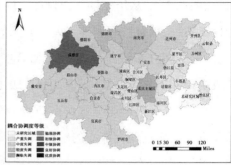

（b）2017 年

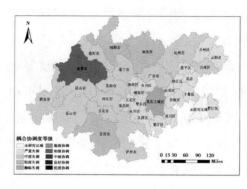

（c）2018 年

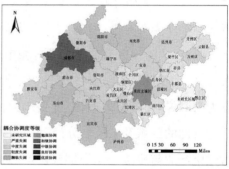

（d）2019 年

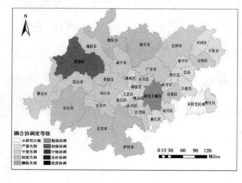

（e）2020 年

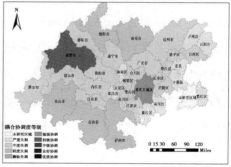

（f）2021 年

图 5.3　耦合协调度空间分布图

第三节　健康产业与旅游产业融合的空间联系网络演化分析

成渝地区双城经济圈各城市健康产业与旅游产业的融合度存在一定的内在联系,强化区域内各城市的空间联系对提升两大产业系统的融合水平具有重要意义。因此,本小节进一步运用修正引力模型和社会网络分析法对两大产业融合的空间联系强度及空间联系网络进行探索,继而明晰各城市在融合发展过程中所处的位置和作用。

一、研究方法

（一）修正引力模型

引力模型是衡量城市体系空间相互作用的重要方法,空间联系值能够反映中心城市对周边城市的辐射作用。为准确反映成渝地区双城经济圈健康产业与旅游产业融合的空间联系强度,需引入耦合协调度对原有引力模型进行修正,修正后的引力模型如下[125]:

$$R_{ij} = k \cdot \frac{\sqrt[3]{P_i G_i D_i} \sqrt[3]{P_j G_j D_j}}{(d_{ij})^2}, k = \frac{D_i}{D_i + D_j} \tag{5.1}$$

$$R_i = \sum_{j=1}^{n} R_{ij} \tag{5.2}$$

式中:R_{ij} 表示城市 i、j 间耦合协调度的空间联系强度;R_i 表示城市 i 的空间联系势能值,是城市 i 与其他城市空间联系量的总和,其值越大,说明城市 i 与其他城市的空间联系越紧密;P_i、P_j 表示城市 i、j 的城镇人口数;G_i、G_j 表示城市 i、j 的地区生产总值;D_i、D_j 表示城市 i、j 的耦合协调度;d_{ij} 表示城市 i、j 间的质点距离;k 为修正经验常数,用某城市耦合协调度占两城市耦合协调度之和的比重来表示。

（二）社会网络分析法

社会网络分析法是根据节点间的关系数据分析节点以及空间网络结构特征的重要方法,主要有整体网和个体网两大研究视角[126]。本书将成渝地区双城经济圈看作一个大型网络,城市及城市间的空间联系分别看作网络节点和节点间的连线,采用均数平均法对上述引力模型计算出的 36 个城市的空间联系关联矩阵进行二值化处理,同时借助 UCINET 软件,通过社会网络分析法中的网络密度、中心性、凝聚子群等指标来探索成渝地区双城经济圈整体及个体的空间联系网络特征。社会网络分析测度指标见表5.3。

表5.3　社会网络分析测度指标

维度	指标	含义
整体网络特征	网络密度	反映整体关联网络中各成员间联系的紧密程度
个体网络特征	点度中心性	衡量节点城市在网络中所处的地位和作用
	中介中心性	衡量该节点城市对其他节点城市的控制程度及媒介效应
	接近中心性	测度网络中节点城市之间联系的最短路径距离
网络结构特征	凝聚子群	考察网络中节点城市之间内在关系和组团情况

二、空间联系强度演化分析

为明晰健康产业与旅游产业融合的空间联系强度变化情况,根据公式(5.1)、公式(5.2)测算 2016 年和 2021 年两大产业融合的空间联系强度,并运用 ArcGIS 软件对结果大于 1 000 的城市空间联系强度及各城市的空间联系势能值进行可视化表达(图5.4)。

总体而言,成渝地区双城经济圈两大产业融合的空间联系强度区域差异明显,形成了以成都和重庆主城为联系中心的放射状非均衡结构,大致呈"两核高、中部弱、东北低"的空间分布特征[14]。由图5.4 可知,成渝地区双城经济圈两大产业融合的空间联系势能值增长明显,2021 年经济圈整体的势能值几乎是

2016 年的 1.6 倍,说明各城市及经济圈整体健康产业与旅游产业融合的空间联系不断加强。其中,空间联系势能值按地域板块从高到低依次是重庆都市圈、成都都市圈、成渝东北部地区、成渝西南部地区,各个板块的势能值分别占整体势能值的 43.13%、22.23%、21.16%、13.49%。可见,重庆都市圈和成都都市圈的势能值占经济圈整体比重接近 70%,说明两大都市圈是成渝地区双城经济圈健康产业与旅游产业空间联系的主要集聚区,这也从侧面反映出成渝地区双城经济圈融合的空间联系结构呈非均衡的特征。同时,各个地域板块内部城市的空间联系势能值总量远高于各板块对其余板块城市的空间联系势能值总量,表明各地域板块内部城市之间的空间联系比各个地域板块间的空间联系更加紧密。

此外,成渝地区双城经济圈各城市两大产业融合的空间联系强度也呈增长趋势,2021 年空间联系强度位列前十的城市分别是成都市—德阳市(16 226)、成都市—眉山市(11 800)、重庆主城—璧山区(9 593)、重庆主城—合川区(7 098)、重庆主城—江津区(6 142)、重庆主城—涪陵区(5 635)、重庆主城—长寿区(5 575)、成都市—绵阳市(5 469)、重庆主城—铜梁区(4 639)、重庆主城—綦江区(4 338)。可见,德阳、眉山、绵阳 3 个城市是成都对外联系的主要对象,璧山、合川、江津、涪陵、长寿、铜梁、綦江 7 个城市是重庆主城对外联系的主要对象,成都和重庆主城作为联系中心与周边邻近城市的空间联系较为紧密。空间联系强度位列后十的城市分别是雅安市—黔江区(4)、雅安市—云阳县(6)、雅安市—丰都县(6)、雅安市—忠县(7)、雅安市—开州区(8)、雅安市—梁平区(8)、黔江区—潼南区(8)、黔江区—荣昌区(9)、雅安市—南川区(9)、雅安市—垫江区(9)。可见,位于成渝西南部地区的雅安市与位于成渝东北部地区的黔江、云阳、开州等多数城市空间联系强度十分薄弱,这些城市地处经济圈边缘地带,受到成都和重庆主城等核心城市的辐射较少,未能融入成渝地区双城经济圈两大产业融合的空间联系网络中,极易掉入"边缘区陷阱"。潼南、荣昌地处两大行政区的边界,虽紧挨四川,但与四川各城市的空间联系并不紧密,在发展过程中形成了"接壤区洼地",说明接壤区的行政区划界限依旧存在,成渝两地还未建立对接壤区城市的耦合协调共治机制。因此,这两类城市在后续发展中应主动寻求跨区域合作,努力跳出"边缘区陷阱"和"接壤区洼地"。

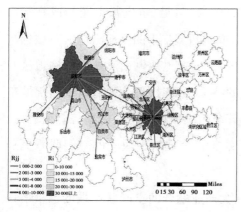
（a）2016 年

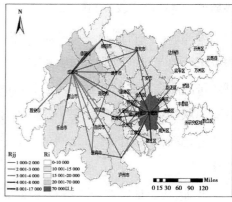
（b）2021 年

图 5.4　空间联系强度

三、空间联系网络演化分析

采用均数平均法对上述引力模型计算出的 36 个城市的空间联系关联矩阵进行二值化处理,将联系强度大于均值的数据赋值为 1,否则赋值为 0,构建2016 年和 2021 年成渝地区双城经济圈健康产业与旅游产业融合空间联系的0—1 非对称矩阵[14]。将有向二值矩阵导入 UCINET 软件,通过社会网络分析法中的网络密度、中心性、凝聚子群等指标来探索成渝地区双城经济圈整体及各城市融合的空间联系网络特征。

（一）网络密度分析

通过 UCINET 软件计算出 2016 年和 2021 年成渝地区双城经济圈融合的整体网络密度分别为 0.239、0.237,整体网络密度较低,说明成渝地区双城经济圈整体空间联系网络（图 5.5）仍比较松散。为进一步了解成渝地区双城经济圈融合的空间联系网络结构特征,运用 UCINET 软件中的 NetDraw 程序对二值矩阵进行可视化分析。2016 年和 2021 年成渝地区双城经济圈融合的空间联系网络无孤立点,各个城市相互作用,在该网络中,成都市和重庆主城一直处于核心地位,与其余城市的联系最为复杂;南充市、达州市、广安市、内江市、大足区等一直处于次级核心地位,与周边城市有较多联系;而雅安市、云阳县、黔江区等多数城市则处于网络边缘位置,与其余城市的联系较弱。此外,成都市和重庆主城作为该网络的核心,二者的合作和竞争行为将影响成渝地区双城经济圈整体的协同效应,经济圈融合的空间联系网络已具备成都市和重庆主城等规模较大、集聚程度较高的节点城市,这些城市资源、信息、要素等流通频繁,能够优势互补、协同协作,推动成渝地区双城经济圈健康产业与旅游产业高质量融合发展。

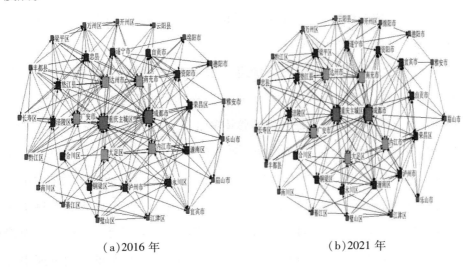

(a)2016 年　　　　　　　　　　(b)2021 年

图 5.5　空间关联网络

（二）中心性分析

参考已有研究成果,运用点度中心性、中介中心性、接近中心性 3 个指标测度 2016 年和 2021 年成渝地区双城经济圈两大产业融合的空间联系网络中心性特征（表 5.4）,并分析 36 个节点城市在该网络中的地位和作用。

1.点度中心性

2016 年和 2021 年成渝地区双城经济圈点度中心性的平均值均为 11,各节点城市的点度中心性变化并不明显,2021 年有 11 个节点城市的点度中心性高于均值,这些城市在融合的空间联系网络中有较强的空间关联性,具有较强的联动效应。其中成都和重庆主城位居前列,点度中心性几乎是均值的 3 倍,说明二者在空间联系网络中占据绝对核心地位,集聚程度和区域影响力最大,与其余 34 个城市存在显著的区域差异及联动效应。资阳、荣昌、大足、垫江、梁平等城市的点度中心性有较大提升,在 2021 年都超过了均值,与内江、广安、南充、达州等城市共同组成了引领空间联系网络中各城市融合发展的次级联动中心和多级"小双核",主要分布在经济圈中部及中偏北部。而雅安、綦江、南川等城市点度中心性偏低,地处经济圈边缘地带,受到核心城市的空间联动效应较弱。总体而言,成渝地区双城经济圈各城市的点度中心性呈"两极独大、多核引领、边缘薄弱"的空间分布特征。

由于城市间的联系是有向的,因此进一步分析各城市的外向程度中心性和内向程度中心性。2016 年和 2021 年各城市外向程度中心性和内向程度中心性的平均值均为 8,成渝地区双城经济圈整体融合的溢出和溢入效应持平,各节点城市的外向程度中心性和内向程度中心性变化并不明显。2021 年有 20 个节点城市的外向程度中心性高于均值,说明这些城市对其余城市的空间联动溢出效应和辐射能力较强;内向程度中心性高于均值的城市有 10 个,说明这类城市对其余城市的接收能力较强。其中,成都、重庆主城的外向程度中心性和内向程度中心性高居榜首,对周边城市的辐射和接收能力较强,成都的内向程度中心性略高于重庆,外向程度中心性则略低于重庆,说明成都是空间联系网络中最主要的经济接收城市,重庆主城则是空间联系网络中最主要的经济外溢城市。此外,成都、重庆主城、涪陵、广安、南充等 13 个城市的内向程度中心性大于外向程度中心性,说明这类城市健康产业和旅游产业融合水平较高,对其余城市的接收能力、吸引力比辐射能力强;黔江、丰都、云阳、开州等 20 个城市的内向程度中心性小于外向程度中心性,说明这类城市地处经济圈边缘地带,综合竞争力较弱,极易受到核心城市的"虹吸效应"[127],使自身吸引力降低;大足、达州、绵阳3个城市的内向程度中心性与外向程度中心性持平,说明这类城市辐射能力和接收能力相当。

2. 中介中心性

从中介中心性来看,2016年和2021年成渝地区双城经济圈中介中心性的总量分别是1 406、1 380,其中位居前列的成都和重庆主城中介中心性之和占总量比达40%,说明二者不仅在空间联系网络中处于中心地位,还充当着第一"中间人"的角色,起着绝对的桥梁作用,城市联结能力最强。2021年广安、南充、达州、涪陵的中介中心性大于均值,是继成都和重庆主城的第二"中间人",为成渝东北部地区向成都都市圈和重庆都市圈联结提供了重要媒介;其余30个城市充当"中间人"的次数皆小于均值,特别是黔江、云阳等城市的中介中心性几乎为0,它们处于经济圈边缘地带,在空间联系网络中难以发挥中介和桥梁作用。总之,成渝地区双城经济圈两大产业融合的空间联系网络中各城市的中介中心性分布极不均衡,空间网络联系主要依托第一、第二"中间人"实现,在后续发展过程中应注意培养多个"中间人",加强区域之间的联结。

3. 接近中心性

从接近中心性来看,成渝地区双城经济圈两大产业融合的空间联系网络中各城市的接近中心性差异较大,成都和重庆主城的接近中心性明显高于其他城市,二者对外联系能力较强,其余城市对外联系能力则相差不大。成都、重庆主城、广安、内江、大足、资阳等23个城市2021年的接近中心性高于均值49,说明这些城市与空间联系网络中的其余城市具有较短的捷径距离,资源、要素等的传递较为快捷,能够更好地联结周边城市,发挥着"中心行动者"的作用;而接近中心性居榜末的雅安等城市地处经济圈边缘地带,与其他城市的捷径距离偏远,资源、要素的传递受到交通、行政区划等各种因素限制,与周边城市的联结能力较弱,始终是"边缘行动者",在后续发展过程中应积极推动此类城市人流、物流、信息流等各类要素的流通,进而强化经济圈整体区域的联动效应。

表 5.4 空间联系网络中心性特征

城市	2016 年					2021 年				
	点度中心性	外向程度中心性	内向程度中心性	中介中心性	接近中心性	点度中心性	外向程度中心性	内向程度中心性	中介中心性	接近中心性
成都市	32	9	32	242.54	92.11	32	10	32	273.40	92.11
宜宾市	9	9	5	9.18	40.70	11	9	8	28.57	53.85
泸州市	12	11	9	25.31	46.05	11	11	7	14.73	44.30
綦江区	6	6	4	7.21	50.00	6	6	4	9.00	50.00
江津区	8	6	7	8.18	52.24	8	6	7	8.48	52.24
南川区	5	5	3	3.35	49.30	6	6	3	3.76	49.30
乐山市	6	6	5	40.25	51.47	6	6	5	35.59	51.47
自贡市	10	9	9	41.77	54.69	9	9	8	28.06	53.85
永川区	10	9	8	16.05	53.85	10	9	8	17.55	54.69
荣昌区	11	11	7	10.76	44.87	12	12	7	11.20	43.75
黔江区	10	10	0	0.00	2.78	11	11	0	0.00	2.78
雅安市	5	5	1	0.50	34.31	5	5	1	0.50	34.31
内江市	13	9	12	41.79	58.33	13	10	11	29.15	57.38
大足区	11	11	10	29.41	56.45	12	10	10	21.64	55.56
璧山区	8	6	8	5.54	53.03	9	6	9	5.47	53.85
重庆主城区	31	12	31	303.91	89.74	31	12	31	316.44	89.74
涪陵区	11	5	11	34.99	55.56	11	6	11	58.99	55.56
铜梁区	9	8	8	15.52	53.03	9	7	8	7.75	53.03
丰都县	12	11	3	1.75	31.25	11	10	4	21.03	37.63
眉山市	6	4	6	0.84	52.24	6	3	6	0.75	52.24
资阳市	11	11	8	36.26	54.69	12	12	7	30.77	53.85

城市	2016 年					2021 年				
	点度中心性	外向程度中心性	内向程度中心性	中介中心性	接近中心性	点度中心性	外向程度中心性	内向程度中心性	中介中心性	接近中心性
长寿区	7	5	7	38.36	52.24	8	5	8	35.41	53.03
潼南区	11	11	7	11.73	49.30	11	11	6	12.29	46.05
合川区	8	8	7	10.51	52.24	9	7	8	16.29	53.03
垫江县	10	10	7	63.23	42.17	12	10	9	32.03	42.68
广安市	17	11	16	116.61	60.34	15	10	13	84.44	57.38
忠县	13	11	7	7.76	33.98	11	10	6	3.38	33.33
遂宁市	11	11	8	28.34	56.45	11	11	7	31.09	54.69
梁平区	11	9	6	2.03	33.65	13	9	8	4.54	33.98
万州区	11	9	7	22.56	33.02	11	9	7	25.77	33.65
云阳县	6	6	2	0.00	25.18	7	7	2	0.00	25.55
德阳市	6	2	6	1.22	52.24	5	2	5	1.27	51.47
南充市	18	9	15	70.50	54.69	15	8	13	67.74	53.03
达州市	14	11	11	122.04	44.87	14	11	11	111.10	44.87
开州区	9	9	3	14.92	31.82	7	7	3	11.89	31.82
绵阳市	6	6	5	21.10	51.47	6	5	5	19.89	51.47
平均值	11	8	8	39	49	11	8	8	38	49

（三）凝聚子群分析

运用 UCINET 软件中的 CONCOR 程序,选择最大分割深度为 2、集中标准为 0.2,对 2016 年和 2021 年成渝地区双城经济圈两大产业融合的空间联系网络进行凝聚子群分析。结果显示,成渝地区双城经济圈两大产业融合的空间联系网络形成了 4 个凝聚子群(图 5.6),各子群内部城市在发展过程中产生了较为明显的变化。子群一包含 11 个城市,主要包括成都、德阳、眉山、资阳等四川片区的城市,其构成以成都都市圈为主,各节点城市联系较强,特别是作为国家中心城市的成都对子群内其余城市具有明显的联结作用和吸引力;子群二由2016年9个城市增加至2021年10个城市,发生了较大重构,其成员打破了行政区划界限,主要由重庆都市圈的部分城市及相邻的泸州构成,是易陷入"接壤区洼地"的城市;子群三以重庆主城为核心,其规模由2016年7个城市缩小至2021年5个城市,与子群一的联系较弱,这是因为行政壁垒极大程度限制了子群间资源、信息、要素等的交换和流通,重庆主城对四川片区各城市的联结作用难以发挥;子群四的全体成员均处于成渝东北部边缘地区,是易掉入"边缘区陷阱"的城市,各节点城市联系较弱。总体而言,凝聚子群的划分受地理因素、行政区划的影响较大,2021年除子群一外的其余3个子群虽打破了行政区划界限,但破除程度有限,仅限于地理位置邻近的城市,行政壁垒依旧存在,还未形成跨行政区划、跨地理位置的凝聚子群。此外,部分城市虽在发展过程中发生了变化,但多数城市仍然处于同一凝聚子群内,如子群一的"成、德、眉、资"等,这些城市的资源、信息、要素等流通较为频繁,具有成为区域协同发展共同体的基础。因此,在后续发展中应积极打破行政区划界限,加强跨区域合作,推动区域协同发展共同体建设,促进区域联动发展和城市互联互通,以此助推成渝地区双城经济圈健康产业与旅游产业高质量融合发展。

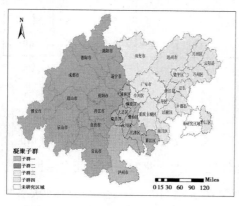

(a)2016年

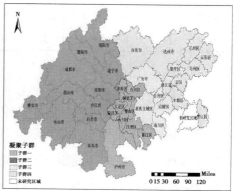

(b)2021年

图5.6　凝聚子群空间分布图

为进一步探究成渝地区双城经济圈两大产业融合的空间联系网络中凝聚子群的内在联系,构建出各子群的密度矩阵和像矩阵表(表5.5)。其中,像矩阵是将子群密度大于整体网络密度的数据赋值为1,表示存在传递关系;反之赋值为0,表示不存在传递关系[127]。结果显示,子群一内部联系密度一直处于较为理想的状态,但6年间缺乏与其余3个子群的联系,特别是与子群四的联系密度最低,说明成都都市圈与重庆片区的城市尤其是成渝东北部边缘地区的城市联系十分薄弱。子群二与子群三建立起了密切的联系,随着合川区等城市的加入,2021年与子群三建立起的联系程度有所加强。子群三一直是网络中联系密度最大的子群,由于南充市、合川区等节点城市的退出,其对内联系密度显著提升,但一直处于孤立状态,并未与其余子群产生较强联系。子群四内部联系密度较为稳定,一直与子群三有着单向传递联系,说明成渝东北部地区也会对重庆主城产生辐射作用。总之,子群一、子群三始终独立存在,子群二与子群三、子群四与子群三存在单向联系,在发展中形成了以"荣昌—重庆主城—达州"为主的融合联系主轴。由于子群一均是四川片区的城市,子群二、三、四基本上是重庆片区的城市,因此可以说行政壁垒极大限制了子群间的内在联系,破除行政区划界限刻不容缓。

表5.5 凝聚子群的密度矩阵和像矩阵

年份	子群	密度矩阵				像矩阵			
		子群一	子群二	子群三	子群四	子群一	子群二	子群三	子群四
2016	子群一	0.509	0.131	0.156	0	1	0	0	0
	子群二	0.222	0.556	0.270	0	0	1	1	0
	子群三	0.130	0.222	0.595	0.095	0	0	1	0
	子群四	0.091	0.012	0.571	0.556	0	0	1	1
2021	子群一	0.518	0.127	0.145	0.027	1	0	0	0
	子群二	0.200	0.522	0.280	0.020	0	1	1	0
	子群三	0.073	0.220	0.850	0.140	0	0	1	0
	子群四	0.109	0.020	0.540	0.567	0	0	1	1

第四节　问题剖析

　　成渝地区双城经济圈健康产业与旅游产业融合的空间分布特征鲜明且动态演化趋势稳中向好，但仍存在耦合协调度空间差异较大、空间联系强度区域差异明显、空间联系网络结构松散、行政壁垒严重等问题。一是健康产业与旅游产业发展极不平衡，耦合协调度等级差异较大，均呈"西高东低、由两核向周边辐射"的空间分布特征，三大梯队间的差距也较为显著。二是各城市融合的空间联系强度区域差异明显。重庆都市圈和成都都市圈是两大产业融合的空间联系主要集聚区，位于成渝西南部地区和成渝东北部地区的城市受到成都和重庆主城等核心城市的辐射较少，未能融入成渝地区双城经济圈融合的空间联系网络中，极易掉入"边缘区陷阱"。地处两大行政区边界的城市在发展过程中容易形成"接壤区洼地"，难以打破行政壁垒。三是融合的整体空间联系网络结构比较松散。各城市的中心性差异较大，成都市和重庆主城明显高于其他城市，凝聚子群的划分受地理因素、行政区划的影响较大。

　　总体而言，行政壁垒、交通条件、信息流等是形成空间差异的重要因素。从行政壁垒上看，成渝地区尚未完全打破行政区划界限。由于经济圈隶属四川和重庆两个不同的行政区，经济区与行政区未能适度分离，发展战略的差异加大了行政协同的难度，两大行政区内的各级政府对包含康养旅游在内的旅游业发展定位存在差异，各级政府的利益诉求也不尽相同，地方利益冲突明显，统筹规划和运营管理协同水平不足，阻碍了成渝地区旅游一体化进程，使两大产业融合度的空间分布并不均衡，在后续发展中应积极打破行政区划界限，加强跨区域合作，推动区域协同发展共同体建设。

　　从交通条件上看，交通越发达的地区其空间联系越紧密。良好的交通网络能够缩短城市地理距离，加快区域内人流、物流等资源要素的流通，进而加强中心城市与边缘区城市的空间联系。然而，与长三角、京津冀、粤港澳三大城市群相比,成渝地区双城经济圈的交通基础设施水平最低,呈明显的梯度差异,尚未形成互联互通的交通网络体系[128]。就经济圈内部而言,铁路、高速公路、航空、航运等交通基础设施在很大程度上与地区经济发展水平密切相关,由于成都、重庆主城与雅安、黔江等经济圈边缘节点城市的经济差距较大,使成渝地区交通基础设施布局极化明显,这也意味着经济圈的经济辐射水平较低、空间联系强度区域差异明显。

　　从信息流上看,信息联系是区域要素流动的重要组成部分,能够反映人与人之间在经济、文化、旅游等方面的联系,并从侧面反映城市群的空间联系。成都和重庆的信息要素来往最为频繁,信息流影响力位居前列,2021 年百度指数分别为 13 005 和 12 139,反映出"双核"在空间联系网络中的主导地位及二者在经济圈内部的强烈竞合关系。而成渝地区双城经济圈作为一个整体,2021 年百度指数只有 148,还不及"双核"的 2%,与长三角、珠三角、京津冀三大城市群相比,百度指数也仅占 4%,这说明经济圈协同协作程度不够,整体信息流影响力远不及"双核"和各老牌城市群(图 5.7)。此外,四川片区各城市的百度指数远高于重庆片区的城市,说明经济圈内部信息流断层严重。由于成渝地区双城经济圈整体信息流影响力较弱,内部信息流存在断层情况,这也在一定程度上影响了耦合协调度的空间分布及空间联系网络特征。

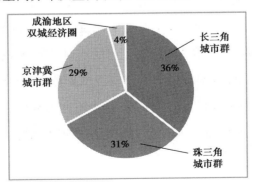

图 5.7　2021 年各城市群百度指数占比情况

第五节　小结

本章借助 ArcGIS 软件和 UCINET 软件,对成渝地区双城经济圈健康产业与旅游产业的综合发展水平、融合度进行空间演化分析,并从空间联系强度、网络密度、中心性、凝聚子群等方面进一步探究两大产业融合的空间联系网络特征。结果显示:

①成渝地区双城经济圈健康产业与旅游产业的综合发展水平及两大产业的融合度呈"西高东低、由两核向周边辐射"的空间分布特征,耦合协调度等级大致呈三级阶梯状变化。

②成渝地区双城经济圈各城市健康产业与旅游产业融合的空间联系强度区域差异明显,形成了以成都和重庆主城为联系中心的放射状非均衡结构,大致呈"两核高、中部弱、东北低"的空间分布特征,在发展中形成了"接壤区洼地"和"边缘区陷阱"。

③成渝地区双城经济圈各城市健康产业与旅游产业融合的空间联系网络密度较低,网络结构比较松散;各城市的点度中心性呈"两极独大、多核引领、边缘薄弱"的空间分布特征;两大产业融合的空间联系网络在2016年和2021年均形成了4个凝聚子群,子群一、子群三始终独立存在,子群二与子群三、子群四与子群三存在单向联系,凝聚子群的划分受地理因素、行政区划的影响较大。

④成渝地区双城经济圈健康产业与旅游产业融合的空间分布特征鲜明且动态演化趋势稳中向好,但仍存在耦合协调度空间差异较大、空间联系强度区域差异明显、空间联系网络结构松散、行政壁垒严重等问题。

第六章　成渝地区双城经济圈健康产业与旅游产业融合的影响因素分析

成渝地区双城经济圈由于经济条件、地理位置、政策力度等方面的差异,各城市健康产业与旅游产业的融合发展水平空间分布不均衡,两大产业难以同频共振,不利于健康产业与旅游产业高质量融合发展。因此,本章运用地理探测器,探究成渝地区双城经济圈健康产业与旅游产业融合发展的影响因素及影响机制,以期精准施策,促进两大产业高效融合发展。

第一节　指标选取及数据来源

一、指标选取

由于旅游产业的综合性特征,旅游产业融合受到多方因素影响,其中动力因素研究居多。徐淑红等认为旅游需求、合作共赢、市场竞争、制度创新是文化与旅游产业融合的驱动因素[129];孟茂倩将旅游产业融合的动因归于消费需求升级、技术创新和政策制度发展[130]。随着研究的不断深入,国内外学者集中于研究主要因素对旅游产业融合的影响。新时期人们对健康与旅游的双重需求不断增长,市场需求的升级促使健康产业与旅游产业转型创新,是推动两大产业融合的根本动力[62]。经济发展带动国民消费水平的提升,良好的经济环境不仅有利于满足人们对康养旅游等高层次的消费需求,还有助于推动健康产业与旅游产业融合发展[32]。旅游业在与其他产业融合的进程中会遇到某些潜在危机,为应对这些潜在危机,政府部门需要通过出台政策等举措引导旅游业发展,为旅游产业融合提供政策支持[131]。日趋激烈的市场竞争是旅游产业融合发展的重要动力,旅游产业要想赢得发展优势,就得解构原有产业价值链,通过与相关产业融合推动旅游产业发展,获取资源与价值的最大化[44]。

随着供需改革、经济环境、制度变革、产业升级等内外部环境的发展与变化,消费需求升级、经济发展、政策制度发展、产业竞争等逐渐成为影响旅游产业融合的动力因素。参考旅游产业融合的动力因素,结合健康产业与旅游产业的特点,可知健康产业与旅游产业融合受到内外部环境的双重刺激。内部环境包括市场需求和产业发展两方面,二者相互作用形成产业融合的拉力;外部环境包括政策支持和经济发展两方面,二者相互作用形成产业融合的推力。内部拉力和外部推力共同作用,助推健康产业与旅游产业融合发展。因此,本章依托健康产业与旅游产业融合发展的动力机制,将政策支持、经济发展、市场需求、产业发展确定为健康产业与旅游产业融合发展的主要影响因素。参考已有研究成果,结合健康产业与旅游产业的特点,在遵循指标数据科学性、可操作性、代表性的原则下,构建健康产业与旅游产业融合的影响因素评价指标体系(表6.1),具体指标选取如下。

①政策支持因素:政府政策对推动健康产业与旅游产业融合发展具有显著的导向作用,其中政府的固定资产投资是健康产业与旅游产业持续发展的支撑,为二者融合提供源源不断的动力[132]。政府通过在基础设施、卫生健康、文化旅游等方面加大财政支持力度以推动健康产业和旅游产业发展,进而加快二者融合发展进程[133]。因此,政策支持因素可选取全社会第三产业固定资产投资和地方一般公共预算支出作为评价指标。

②经济发展因素:经济发展同需求市场相互作用,不断推动健康产业与旅游产业融合发展。国内生产总值作为国民经济核算的核心指标,能够判断宏观

经济运行情况,充分反映国家经济发展水平[134]。健康产业与旅游产业都属于第三产业,第三产业增加值能够从侧面反映当地经济发展状况。因此,经济发展因素可选取人均 GDP 和第三产业占 GDP 比重作为评价指标。

③市场需求指标:国民对健康和旅游层面的多样化市场需求提升了健康产业与旅游产业的关联度,二者的双重需求促使康养旅游市场需求迅猛增长,康养旅游人数增加[62]。随着居民人均可支配收入的增加,人们用于康养旅游的消费支出也相应增多,不断刺激着市场消费水平[135]。社会消费品零售总额在一定程度上能反映居民消费需求状况。因此,市场需求因素可选取康养旅游人数、人均康养旅游消费支出、社会消费品零售总额作为评价指标。

④产业发展指标:产业发展主要体现在产业规模和产业竞争两方面[135]。旅游收入可代表旅游产业规模,相应地,康养旅游收入也可代表康养旅游产业规模,医疗卫生机构总收入代表健康产业规模;旅游业发展面临困境,企业竞争加剧,市场竞争是产业创新发展的驱动力[105]。因此,产业发展因素可选取康养旅游收入、医疗卫生机构总收入和旅游企业数量作为评价指标。

表 6.1　健康产业与旅游产业融合的影响因素评价指标体系

影响因素	评价指标	支撑文献	探测因子
政策支持	全社会固定资产投资/亿元	李梦程等(2021)[132]	X_1
	地方一般公共预算支出/亿元	陈超凡等(2020)[133]	X_2
经济发展	第三产业占 GDP 比重/%	谷昊鑫等(2021)[136]	X_3
	人均 GDP/元	王新越等(2020)[137]	X_4
市场需求	康养旅游人数/万人次	李莉等(2020)[105]	X_5
	社会消费品零售总额/亿元	贾垚焱等(2021)[138]	X_6
	人均康养旅游消费支出/元	王敏(2018)[135]	X_7
产业发展	康养旅游收入/亿元	李莉等(2020)[105]	X_8
	医疗卫生机构总收入/亿元	刘龙飞(2021)[118]	X_9
	旅游企业数量/个	李莉等(2020)[105]	X_{10}

二、数据来源

研究数据来源于 2016—2021 年《重庆市统计年鉴》《四川省统计年鉴》，由于目前没有关于康养旅游人数、康养旅游收入和旅游企业数量的直接统计数据，这 3 个指标的数据均由换算所得[105]。

第二节 影响因素分析

一、地理探测器

地理探测器是一种探测空间分异性并揭示其背后驱动因素的统计学方法，包括因子探测、交互探测、生态探测、风险探测 4 类探测器，具有对自变量共线性免疫的优势，比经典回归更加可靠[139]。以前面章节测算出的融合度作为因变量，10 个探测因子作为自变量，运用地理探测器中的因子探测和交互探测来分析成渝地区双城经济圈健康产业与旅游产业融合发展水平的影响因素。

（一）因子探测

因子探测能够探测出健康产业与旅游产业融合度的空间分异性，并计算各探测因子的 q 值，用来表示各因子对两大产业融合度空间分异的解释程度。

（二）交互探测

交互探测用于确定不同自变量间的交互作用是增加还是减弱对因变量的解释程度，首先用因子探测计算出各因子的 q 值，如 $q(X_1)$ 和 $q(X_2)$，其次计算两个因子交互作用后的 q 值，即 $q(X_1 \cap X_2)$，最后比较 $q(X_1)$、$q(X_2)$、$q(X_1 \cap X_2)$ 的大小，进而判断二者的交互作用（表 6.2）。

表 6.2　双因子交互作用的判断依据

判断依据	交互作用
$q(X_1 \cap X_2) < \min[q(X_1), q(X_2)]$	非线性减弱
$\min[q(X_1), q(X_2)] < q(X_1 \cap X_2) < \max[q(X_1), q(X_2)]$	单因子非线性增强
$q(X_1 \cap X_2) > \max[q(X_1), q(X_2)]$	双因子增强
$q(X_1 \cap X_2) = q(X_1) + q(X_2)$	独立
$q(X_1 \cap X_2) > q(X_1) + q(X_2)$	非线性增强

二、结果分析

由于地理探测器需要自变量为类型变量,因此采用 ArcGIS 的自然断点法对自变量进行分类处理,借助渔网采样功能和提取点功能将分类后的值提取出来作为地理探测器软件的输入变量,进一步进行因子探测和交互探测[140]。

(一)因子探测结果分析

由表 6.3 可知,政策支持、经济发展、市场需求、产业发展 4 个维度的因素对健康产业与旅游产业融合度空间分异的影响具有较大差异,均通过了显著性检验,各影响因子对健康产业与旅游产业融合度空间分异的影响力均值从大到小依次为医疗卫生机构总收入 X_9(0.978)、全社会固定资产投资 X_1(0.962)、地方一般公共预算支出 X_2(0.948)、社会消费品零售总额 X_6(0.946)、康养旅游收入 X_8(0.945)、康养旅游人数 X_5(0.944)、旅游企业数量 X_{10}(0.848)、第三产业占 GDP 比重 X_3(0.843)、人均 GDP X_4(0.730)、人均康养旅游消费支出 X_7(0.562),四大影响因素的因子探测均值从大到小依次为政策支持(0.955)、产业发展(0.924)、市场需求(0.817)、经济发展(0.786)。总体而言,各因子均对健康产业与旅游产业融合度空间分异产生影响,但影响程度不一,政策支持是主导因素,产业发展是重要因素,市场需求和经济发展是一般因素。具体分析如下:

表6.3　因子探测结果

探测因子	2016		2017		2018		2019		2020		2021		平均值	
	q	排序	q	排序	q	排序	q	排序	q	排序	q	排序	q	排序
X_1	0.944	4	0.966	4	0.966	3	0.970	2	0.957	2	0.970	8	0.962	2
X_2	0.941	5	0.983	1	0.929	6	0.930	6	0.924	5	0.978	6	0.948	3
X_3	0.941	5	0.878	7	0.868	7	0.693	9	0.694	8	0.984	4	0.843	8
X_4	0.671	9	0.681	9	0.699	9	0.708	8	0.639	9	0.982	5	0.730	9
X_5	0.922	7	0.927	6	0.944	5	0.939	5	0.942	4	0.988	2	0.944	6
X_6	0.950	3	0.950	5	0.979	1	0.945	3	0.950	3	0.904	9	0.946	4
X_7	0.608	10	0.613	10	0.625	10	0.578	10	0.560	10	0.389	10	0.562	10
X_8	0.970	2	0.975	3	0.966	4	0.945	4	0.826	6	0.987	3	0.945	5
X_9	0.979	1	0.980	2	0.978	2	0.986	1	0.976	1	0.971	7	0.978	1
X_{10}	0.844	8	0.839	8	0.814	8	0.821	7	0.781	7	0.988	1	0.848	7

注:q 值均在1%置信水平上显著

1. 政策支持

全社会固定资产投资和地方一般公共预算支出是测度政策支持因素的指标,影响力均值分别排在第二位和第三位,对成渝地区双城经济圈健康产业与旅游产业融合度空间分异产生主导影响。全社会固定资产投资的影响力由2016 年的0.944 上升到2021 年的0.970,对促进两大产业融合的作用力逐渐增强。地方一般公共预算支出的影响力虽然处于先升后降的动态发展趋势,但2021 年又上升至0.978,始终推动着两大产业高效融合发展。可见,政策支持因素对推动健康产业与旅游产业融合发展具有显著的导向作用,成渝地区政府在基础设施、现代产业、卫生健康、文化旅游等方面给予支持,固定资产投资和财政支持力度越大的地方其产业融合成效越好。由于成渝地区双城经济圈隶属四川和重庆两个不同的行政区,发展战略、利益诉求等的差异加大了行政协同的难度,需要政府主导破除行政区划界限,进一步缩小健康产业与旅游产业的融合度空间差异。此外,健康产业具有投资期长、回报慢、风险大的特点,需要政府加大政策倾斜和投资力度,引导健康产业发展。成渝地区双城经济圈地处西南内陆,资本驱动和市场驱动的能力不及东部发达地区,需要依靠政策支持引导健康产业与旅游产业融合发展。

2. 产业发展

医疗卫生机构总收入、康养旅游收入、旅游企业数量是测度产业发展因素的指标,影响力均值分别排在第一位、第五位、第七位,对成渝地区双城经济圈健康产业与旅游产业融合度空间分异产生重要影响。医疗卫生机构总收入对两大产业融合度空间分异的影响力最大,说明扩大健康产业规模对促进两大产业高效融合具有深远影响。康养旅游收入对两大产业融合度空间分异的影响较为显著,但并不是主导因素。一般而言,康养旅游收入与两大产业融合成效直接相关,融合发展水平越高的地区其康养旅游收入就越多。但影响两大产业融合度空间分异的因素众多,特别是政策支持因素的作用可见一斑,因此其影响力稍逊一筹。康养旅游收入的影响力由 2016 年的 0.970 上升到 2021 年的 0.987,影响力均值排在第五位,说明康养旅游收入的增长对促进两大产业融合的作用力虽在增强,但效果并不显著,可见未来发展趋势将是重康养旅游质量而轻康养旅游规模。旅游企业数量代表着旅游供给,一味地增加旅游供给并不能提升产业融合水平,只有与旅游需求相符时,才能发挥最大效用。近年来,成渝地区康养旅游产业规模逐年扩大,逐渐发展为拉动经济增长、促进经济转型的重要引擎。据第七次全国人口普查公报可知,成渝地区双城经济圈内 60 岁及以上老年人口比重超过 20% 的地区有 36 个,经济圈内超过 80% 的地区已进入中度老龄化社会。成渝地区庞大的老年群体、亚健康群体及健康养生需求的增长使养老服务、家政服务、健康护理、养生旅游等康养产品成为刚需,康养旅游产业规模的逐年扩大有利于满足国民的康养需求,加快与旅游产业的高效融合进程。成都都市圈和重庆都市圈健康产业与旅游产业规模较大,二者的融合成效显著;而成渝西南部地区和成渝东北部地区健康产业与旅游产业规模较小,二者的融合成效并不突出。成渝地区双城经济圈两大产业融合度的现实空间差异证实了产业发展对其产生的深远影响。

3. 市场需求

社会消费品零售总额、康养旅游人数、人均康养旅游消费支出是测度市场需求因素的指标,影响力均值分别排在第四位、第六位和第十位,对成渝地区双城经济圈健康产业与旅游产业融合度空间分异产生一般影响。社会消费品零售总额对两大产业融合的影响力较大,说明成渝地区双城经济圈健康产业与旅游产业融合度空间分异与居民消费需求和消费能力密切相关,康养旅游消费需求和消费能力越高的地区其产业融合水平越高。康养旅游人数直接反映了市场需求,其影响力由 2016 年的 0.922 上升到 2021 年的 0.988,影响力均值排名由第七名升至第二名,说明康养旅游人数对促进两大产业融合的作用力逐渐增强。人均康养旅游消费支出对两大产业融合度空间分异的影响力最弱,重庆主城区人均康养旅游消费支出在 36 个城市中属于中等水平,但其融合度却远优于其他地区,该因子并不能很好地反映产业融合成效。可见,市场需求是影响健康产业与旅游产业融合的一般因素,双循环新发展格局下成渝地区应积极响应"健康中国"战略,通过激发康养旅游消费活力等举措为健康产业与旅游产业高效融合创造良好的内外部环境。

4. 经济发展

第三产业占 GDP 比重和人均 GDP 代表着经济发展水平,影响力均值分别排在第八位和第九位,对成渝地区双城经济圈健康产业与旅游产业融合度空间分异的影响相对较弱。第三产业占 GDP 比重的影响力呈先降后升的趋势,排名由 2016 年第五名升至 2021 年第四名,说明其对促进两大产业融合的作用力逐渐增强。人均 GDP 的影响力始终处于落后地位,对带动两大产业融合的效果并不显著。这可能是由于"十四五"期间国家更加注重经济转型升级和产业转型升级,成渝地区双城经济圈在康养旅游发展过程中要破除规模论、速度论,不能只重康养旅游规模而轻康养旅游质量,经济发展虽对两大产业融合度的空间分异产生一定影响,但是还需结合成渝地区康养旅游发展实际,更加注重康养旅游发展质量,因此经济发展只是两大产业融合的一般影响因素。

(二)交互探测结果分析

成渝地区双城经济圈健康产业与旅游产业融合度的空间分异是不同因素共同作用的结果,为进一步探究各影响因子在交互作用下对两大产业融合度的影响力变化情况,着重选取影响力均值排名前五的主要因子来分析两大产业融合度空间分异的交互机制。交互探测结果表明,两因子在交互作用时能够提高对两大产业融合度空间分异的解释程度,产生"1+1>2"的互补增强效应,即交互作用下的影响力大于单因子的影响力,同时交互作用类型均表现为双因子增强(表6.4)。可见,成渝地区双城经济圈健康产业与旅游产业融合度的空间分异并不是这5个主要因子独立作用的结果,而是各因子两两相互作用后形成的产物,未来优化成渝地区两大产业融合度的空间分布需要兼顾多种因素的影响。总体来看,各因子交互作用时的影响力均值排序为 $X_8 \cap X_9 > X_2 \cap X_8 > X_6 \cap X_8 > X_1 \cap X_8 > X_1 \cap X_9 > X_2 \cap X_6 > X_1 \cap X_2 > X_6 \cap X_9 > X_2 \cap X_9 > X_1 \cap X_6$,医疗卫生机构总收入($X_9$)与康养旅游收入($X_8$)交互作用后的解释力最强,对健康产业与旅游产业融合度空间分异的影响最为显著,同时康养旅游收入与其余因子交互作用后的影响力明显高于其余因子间的交互作用,尽管康养旅游收入在单因子探测中的影响力相对较弱,但与其余4个因子交互作用后的解释力均达到了99%,这说明康养旅游收入与各因子的协同作用是形成现有融合度空间分布格局的主要力量。这可能是因为人流带来的资金流是成渝地区各项建设的基础,能够为康养旅游资源开发、基础设施建设等提供资金支持,进而加快地区人流、物流、信息流等要素的流通。

分时段来看,2016年医疗卫生机构总收入(X_9)与康养旅游收入(X_8)交互作用后的解释力同康养旅游收入(X_8)与全社会固定资产投资(X_1)交互作用后的解释力并列第一,均对融合度空间分异产生最大影响,产业自身发展较好和政策扶持力度较大的地方两大产业融合成效也较好。如作为经济圈两大核心的成都和重庆主城,拥有较好的产业基础和政策基础,人流、物流、信息流等各类要素流通较快,因此健康产业与旅游产业融合成效显著优于其他地区。2021年康养旅游收入(X_8)与地方政府一般公共预算支出(X_2)及社会消费品零售总额(X_6)与康养旅游收入(X_8)交互作用后的解释力最强,对融合度空间分异影响力最大,说明产业发展同政策支持及市场需求共同作用地区的健康产业与旅游产业融合发展水平将高于其他地区。总之,医疗卫生机构总收入、全社会固定资产投资、地方政府一般公共预算支出和康养旅游收入这4个因子的交互作用对健康产业与旅游产业融合度空间分异的影响最为显著,说明成渝地区双城经济圈从产业发展和政策扶持层面同时推进产业规模扩张、康养旅游品质打造、政府政策倾斜等一系列具体措施对促进健康产业与旅游产业高质量融合发展是不可或缺的。

表6.4　交互探测结果

交互因子	2016 年		2017 年		2018 年		2019 年		2020 年		2021 年		平均值	排序
	q	类型	q	类型	q	类型	q	类型	q	类型	q	类型		
$X_1 \cap X_2$	0.993	DE	0.988	DE	0.989	DE	0.988	DE	0.985	DE	0.981	DE	0.987 3	7
$X_1 \cap X_6$	0.958	DE	0.986	DE	0.984	DE	0.987	DE	0.984	DE	0.980	DE	0.979 8	10
$X_1 \cap X_8$	0.996	DE	0.995	DE	0.996	DE	0.996	DE	0.976	DE	0.997	DE	0.992 7	4
$X_1 \cap X_9$	0.993	DE	0.988	DE	0.990	DE	0.990	DE	0.985	DE	0.980	DE	0.987 7	5
$X_2 \cap X_6$	0.992	DE	0.989	DE	0.986	DE	0.990	DE	0.989	DE	0.978	DE	0.987 3	6
$X_2 \cap X_8$	0.994	DE	0.996	DE	0.996	DE	0.995	DE	0.990	DE	0.998	DE	0.994 8	2
$X_2 \cap X_9$	0.993	DE	0.985	DE	0.989	DE	0.987	DE	0.983	DE	0.978	DE	0.985 8	9
$X_6 \cap X_8$	0.995	DE	0.996	DE	0.997	DE	0.997	DE	0.984	DE	0.998	DE	0.994 5	3
$X_6 \cap X_9$	0.991	DE	0.988	DE	0.986	DE	0.993	DE	0.989	DE	0.975	DE	0.987 0	8
$X_8 \cap X_9$	0.996	DE	0.996	DE	0.996	DE	0.996	DE	0.989	DE	0.997	DE	0.995 0	1

注:DE 为双因子增强

第三节　影响机制探究

　　产业融合发展是一项复杂的系统工程,健康产业与旅游产业各自的资源条件、产业特点、市场状况既有联系又有区别,二者的融合发展受到内外部多种因素的共同作用。本节基于上述影响因素的探测结果,从"需求引导—供给支撑"的供需关系角度构建健康产业与旅游产业融合的影响机制框架(图6.1)。该框架中,旅游者、企业、成渝地区政府、市场等利益相关者通过实现各类要素的融合,对健康产业与旅游产业融合产生不同程度的影响,其影响机制由4个部分组成:一是市场需求驱动力,旅游者的康养旅游需求引导着两大产业融合发展;二是产业发展支撑力,健康产业与旅游产业只有不断转型升级才能更好地提供满足消费者需求的产品和服务;三是政策支持调控力,政府行为对打破行政壁垒、协同各方利益、实现供需平衡、促进产业融合起着主导作用;四是经济发展保障力,地区经济同市场需求相互作用,是两大产业融合的外部推动力。

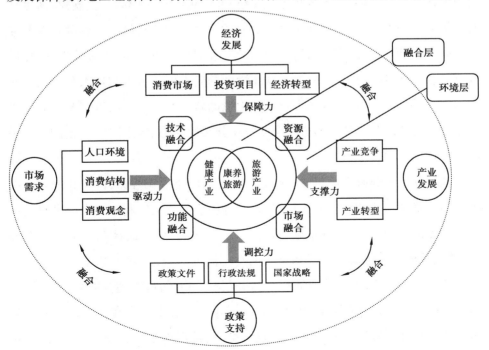

图6.1　成渝地区双城经济圈健康产业与旅游产业融合的影响机制

　　旅游者对旅游和健康的多样化市场需求促使旅游产业与健康产业关联度提升,是两大产业融合发展的重要驱动力。旅游市场正处于从占据主导地位的观光旅游需求向休闲度假、文化体验、健康养生并重的多层次旅游消费需求转变的转型升级时期,旅游者追求高质量的康养旅游生活方式,在传统"食、住、行、游、购、娱"的基础上激发出"商、养、学、闲、情、奇"等一系列旅游新需求,促使旅游消费结构日益高级化。成渝地区庞大的老年群体、亚健康群体及健康养生需求的增长加强了健康与旅游的联系,康养旅游消费观念深入人心。由消费结构和消费观念牵动的市场需求在健康产业与旅游产业融合中起着重要引导作用,"需求引导"是两大产业融合的重要特征。

　　新时期健康产业与旅游产业面临着产业竞争和产业转型的困境,二者面临的困境与压力是两大产业融合发展的支撑力。旅游产业将业务范围拓展至健康领域,针对亚健康人群市场、健康人群市场和疾病人群市场分别开发康体健身类、文化养生类、医疗保健类康养旅游产品,通过创新产品类型,避免了同质化现象;健康产业将业务范围拓展至旅游领域,可以扩大健康产业规模,满足日益增加的市场需求,缓解供需不平衡的矛盾。健康产业与旅游产业融合发展催生出康养旅游新业态,康养旅游作为旅游业发展的新风口,其健康养生、医疗保健、休闲娱乐的作用符合现阶段大众旅游者的康养旅游需求和追求美好生活的需求,是破解旅游产业与健康产业发展困境的新产业。康养旅游产业能否提供支撑需求的产品和服务是形成融合度空间分布特征的重要因素,"供给支撑"是两大产业融合的必要条件。

　　政策支持是健康产业与旅游产业融合发展的重要调控力,国家和地方层面出台的战略规划、政策文件为两大产业融合创造了政策红利。成渝地区双城经济圈覆盖范围较广,在经济基础、资源条件、政策力度、行政体制等方面存在差异,特别是成渝地区隶属四川和重庆两个不同的行政区,发展战略的差异加大了行政协同的难度,各级政府的利益诉求也不尽相同,地方利益冲突明显,两大行政区内的各级政府对健康产业与旅游产业的发展定位也存在一定差异。为解决成渝地区双城经济圈存在的行政壁垒、利益不均等问题,政府需要出台相关政策破除壁垒,通过构建利益协同机制实现共赢。成渝地区独特的地理区位、健康产业与旅游产业的特性使政府在产业融合中起着主导作用,政府行为能够促进产业跨界融合、提质增效、转型升级,更好实现供需平衡,为健康产业与旅游产业融合提供坚实的政策导向推动力。

经济发展为健康产业与旅游产业融合提供重要保障,推动消费结构和消费观念发生显著变化。新时期我国经济实力逐渐增强,经济质量显著提升,经济结构不断优化,进而促使居民消费结构发生变化,近年来我国居民消费中食品烟酒类、衣着类消费支出比重下降,住宿、文化教育、交通通信、医疗保健、休闲娱乐等享受类消费支出占比提升,旅游消费和健康消费在消费市场中占据一定地位[141]。成渝地区经济实力的提升使居民人均可支配收入和人均消费支出增加,居民收入水平的提高促使享受类消费支出占比提升及高质量消费观念形成,进而使旅游与健康消费需求增加,催生出康养旅游新业态。经济发展同市场需求相互作用,不断刺激健康产业与旅游产业融合发展,成为两大产业融合的外部推动力。

各因素对健康产业与旅游产业融合的影响也是一个动态的发展过程,通过"需求—产业—经济—政策"的递推式发展形成对两大产业融合的动态影响。成渝地区庞大的老年群体、亚健康群体及健康养生需求的增长为健康产业与旅游产业的融合奠定了广阔的市场基础,新时期大众旅游者康养旅游消费观念加速形成,追求康养旅游、高质量生活的市场需求倒逼健康产业与旅游产业转型升级,以满足日益增加的康养旅游市场需求,缓解供需不平衡的矛盾。产业转型升级也在一定程度上推动着市场经济发展,融合而成的康养旅游产业是促进现代服务业发展的新引擎,能够转变经济增长方式,优化当前经济结构。对于经济发展落后的地区,政府要加大调控力度,用政策红利吸引商业投资,积极培育新的康养旅游业态,激发康养旅游消费需求。总体而言,健康产业与旅游产业具有天然耦合性,二者在政策支持、经济发展、市场需求、产业发展等内外部因素的共同驱动下关系逐渐紧密。在市场经济保障、政府宏观调控的情景下,"需求引导—供给支撑"的供需协调作用最终形成成渝地区双城经济圈健康产业与旅游产业融合的空间分布特征,并进一步通过市场融合、资源融合、技术融合、功能融合四大融合路径推动两大产业高质量融合发展。

第四节　小结

本章依托健康产业与旅游产业融合发展的动力机制,构建出健康产业与旅游产业融合的影响因素评价指标体系,运用地理探测器中的因子探测和交互探测探究影响成渝地区双城经济圈健康产业与旅游产业融合度空间分异的驱动因子,并进一步探究健康产业与旅游产业融合的影响机制。结果显示:

①政策支持、经济发展、市场需求、产业发展是成渝地区双城经济圈健康产业与旅游产业融合的主要影响因素,其因子探测均值从大到小依次为政策支持、产业发展、市场需求、经济发展,可见政策支持是主导因素,产业发展是重要因素,市场需求和经济发展是一般因素。

②各探测因子对健康产业与旅游产业融合度空间分异的影响力均值从大到小依次为医疗卫生机构总收入(X_9)、全社会固定资产投资(X_1)、地方一般公共预算支出(X_2)、社会消费品零售总额(X_6)、康养旅游收入(X_8)、康养旅游人数(X_5)、旅游企业数量(X_{10})、第三产业占 GDP 比重(X_3)、人均 GDP(X_4)、人均康养旅游消费支出(X_7),其中医疗卫生机构总收入是最主要的影响因子。

③两因子在交互作用时能够提高对两大产业融合度空间分异的解释程度,产生"1+1>2"的互补增强效应,即交互作用下的影响力大于单因子的影响力;各因子交互作用时的影响力均值排序为 $X_8 \cap X_9 > X_2 \cap X_8 > X_6 \cap X_8 > X_1 \cap X_8 > X_1 \cap X_9 > X_2 \cap X_6 > X_1 \cap X_2 > X_6 \cap X_9 > X_2 \cap X_9 > X_1 \cap X_6$,其中医疗卫生机构总收入与康养旅游收入交互作用后的解释力最强。

④成渝地区双城经济圈健康产业与旅游产业融合的影响机制由 4 个部分组成,即市场需求驱动力、产业发展支撑力、政策导向调控力、经济发展保障力。

第七章　成渝地区双城经济圈健康产业与旅游产业融合发展的经验与启示

成渝地区双城经济圈健康产业与旅游产业融合发展进程加快,康养旅游产业已初具规模,其中四川省成都市、四川省乐山市、重庆市北碚区、重庆市黔江区中医药、森林、体育、温泉等康养旅游资源丰富,民俗文化浓厚,地域特色显著,康养旅游整体发展态势良好,是成渝地区双城经济圈四大地域板块中健康产业与旅游产业融合发展的典型代表,积累了大量的实践探索经验。

第一节　四川省成都市健康产业与旅游产业融合发展的实践

一、四川省成都市健康产业与旅游产业融合发展现状

成都市位于四川盆地西部、青藏高原东部,是四川省省会城市,全市总面积为 14 335 平方千米,占全省总面积的 2.9%,共辖 12 个区、5 个县级市和 3 个县,常住人口达 2 126.8 万人。成都市生态资源丰富,森林覆盖率达 40.5%,共有 8 个自然保护区,其中国家级 2 个、省级 3 个、县级 3 个。成都市位于由剑门蜀道、九寨沟、成都、峨眉山、长江三峡等旅游胜地组成的四川旅游环,以及由北京、西安、成都、昆明、桂林、广州等旅游中心组成的全国旅游环的节点上,是全国著名的重点风景旅游城市,截至 2021 年底,拥有国家 A 级旅游景区 92 家。

　　成都市积极践行文旅融合、康旅融合发展理念,以建设巴蜀文旅走廊极核城市、"三城三都"、生态康养文化旅游目的地为目标,依托优质的康养文旅资源,培育森林康养、医疗康养、文旅康养、乡村康养等多元康养旅游产业业态,积极探索文旅、农旅、商旅、城旅、体旅融合发展新路径,逐步构建全产业、全领域、全地域的康养旅游产业生态圈,促进全市康养旅游产业提质升级。成都市先后荣获"全球最佳旅游目的地""中国最佳旅游城市""中国旅游休闲示范城市""国家中医药健康旅游示范区""中国康养城市 50 强""国家森林康养基地"等称号。2021 年共接待康养旅游游客 308.67 万人次,实现康养旅游收入 68.86亿元(表 7.1)。

表 7.1　2017—2021 年成都市康养旅游人次及康养旅游收入

年份	康养旅游人次/万人次	康养旅游收入/亿元
2017	273.01	63.28
2018	294.63	81.30
2019	344.99	90.12
2020	263.89	73.31
2021	308.67	68.86

资料来源:2017—2021 年全国旅游抽样调查资料、成都市统计年鉴

二、四川省成都市健康产业与旅游产业融合发展的实践经验

(一)政府统筹扶持康养旅游产业

　　党中央高度重视健康产业与旅游产业融合发展,出台了《关于促进健康旅游发展的指导意见》等政策文件,强调促进健康与旅游产业融合,创新引领康养旅游高质量发展。成都市在党中央的引领下,统筹运用政策支持、招商引资、健全机制等措施推进健康产业与旅游产业融合发展。

1.加强政策扶持

成都市从顶层制度层面出台了一系列促进健康产业与旅游产业融合发展的政策,在税费支持、营商环境、土地流转、招商引资、行业规范、旅游扶贫、人才引进等方面形成完善的政策支撑体系。例如,成都市从战略定位、核心产业、空间布局、重点项目、功能分区、资源开发与规划、养生保健、人才队伍建设等方面编制了《成都市"十四五"文化广电旅游发展规划》和《成都市"十四五"卫生健康发展规划》,为健康产业与旅游产业融合发展绘制了科学发展蓝图。这两个规划文件主要围绕旅游产业布局、旅游产业跨界融合、世界旅游名城创建、巴蜀文化旅游走廊建设、健康产业重点建设项目、健康产业发展重点等诸多方面对全市旅游产业与健康产业进行了详细规划,积极推动健康产业与旅游产业高质量融合发展。成都市政府办公厅出台《促进成都市健康服务业高质量发展若干政策》,强调促进健康服务业协同创新发展,提高医养结合服务能力,推动健康产业跨界融合,以康养旅游为契机提升医疗健康服务国际竞争力。成都市出台的系列政策文件对推动健康产业与旅游产业融合发展、形成康养旅游产业业态、激发康养旅游消费活力具有显著的政策导向作用。

2.大力推进招商引资

成都市深入推进产业协同招商,以重点项目招商引资为抓手,出台财税、土地、企业服务保障、工商注册等招商引资政策,围绕重大项目实施精准招商,创新康养旅游产业链招商、文旅引爆产品招商、成渝地区双城经济圈合作招商,为健康产业与旅游产业融合发展创造了有利的投资环境。2022年成都市被评为中国最具投资吸引力城市第一名,举办了27场重大项目系列签约活动,共签约重大及高能级项目378个,涵盖新型材料、绿色低碳、医药产业、文创旅游等产业链,协议投资总额达7 237.59亿元[142],集中签约欧瑞文化集团数字文创产业聚集区、成都云顶国际康旅谷、成都熊猫海洋世界等17个重大文旅项目,总签约金额达205亿元,涵盖动漫艺术、休闲度假、数字文创、康养旅游、精品民宿等多个文旅消费新兴潮流业态[143]。其中,引进成都天府青城康养休闲旅游度假区、陇海三郎国际旅游度假区等重点康养旅游项目,逐渐在全域范围内形成集医养、乐养、智养、农养、林养等于一体的康养旅游产业生态圈。

3. 健全旅游体制机制

成都市在公共服务、基础设施等方面进行举措落实,健全旅游体制机制,进一步规范旅游市场,激发旅游市场的活力。在公共服务方面,成都市在推进健康产业与旅游产业融合发展的过程中逐渐探索出市长—涉旅部门—乡镇(街道)三级工作领导小组模式,并且深入落实旅游市场综合监管,联合市公安局、市场监督管理局、交通局、城市管理委员会、发展和改革委员会等多个部门共同参与康养旅游管理和服务,对旅游市场秩序、旅游交通、旅游安全、旅游服务质量等进行督促指导。在基础设施方面,成都市着重加强网络通信、现代交通枢纽、智慧能源保障、特色化产业生态圈、无障碍旅游平台等新型基础设施建设,通过用地支持、信贷支持、人才支撑、品牌激励等方式吸引社会资本参与旅游基础设施建设,极大地提升了当地旅游基础设施的接待水平。

(二)培育多元康养旅游产业业态

成都市以"康养"为主题,依托全市生态资源、医药资源、文化资源、体育资源和旅游资源,重点发展文化康养、医疗康养、乡村康养、森林康养等多元康养旅游产业业态,促进康养旅游产业与关联产业高质量深度融合发展,实现康养旅游产业链的横向延伸和纵向延伸,逐步构建全产业、全领域、全地域的康养旅游产业生态圈。

1. 文化康养旅游

成都市文化底蕴深厚,拥有道家文化、中医药文化、客家文化、古蜀文化、移民文化、熊猫文化、李冰文化等多元文化。成都市依托丰富的文化旅游资源,整合外部资源,创新文化康养旅游类型和形式,构建以道医文化旅游为主,以禅修养生文化旅游、健康研学文化旅游、文化创意演艺旅游为辅的文化康养旅游业态体系。为了满足游客文化教育、修身养性等方面的需求,成都市将文化作为灵魂、将康养作为载体、将旅游作为纽带,全力打造"大青城"品牌,培育出河谷医养康养文旅示范区、天府青城康养休闲旅游度假区、李冰文化创意旅游产业功能区、青城山民宿学院、融创文旅城等文化康养旅游产品。同时，成都市重点建设"16+1"高品质的现代产业体系，以产业生态圈作为战略布局，重点打造文化创意产业和旅游运动产业生态圈，促进旅游产业和健康产业深度融合，逐渐形成了一个全人民、全地域、全时段的新型文旅康养发展模式。

2. 医疗康养旅游

成都市作为成渝地区双城经济圈的国家中心城市，其医疗资源丰富，始终秉承医养结合理念，坚持推进医疗卫生、养老服务与旅游产业融合发展。都江堰市、崇州市、温江区是成都市医疗康养旅游的重点发展区域，其中，都江堰市依托中医药文化资源，积极培育具有新意的中医药康养旅游发展模式，同时结合道家养生文化，培育出中医药康养旅游品牌，努力建设康养胜地和健康服务业新高地，成为全国首批中医药健康旅游示范区。崇州市围绕"极核引领、全龄全时的康养旅游目的地"这一发展目标，聚焦"医养医美、休闲度假、音乐文创、户外运动"4个细分产业，打造了中国青城国际颐养中心、成都青城山医院、青城山镇卫生院中药种植园、青城山镇卫生院中医馆等医疗康养旅游项目，将重点项目作为"压舱石"，初步形成了森林康养、古镇医养、山水怡养的旅游新发展格局。温江区以其优越的生态自然条件和医学城禀赋的医疗资源为基础，以"旅游+医疗"为导向，引导区域内产业发展，致力于打造"三医两养一高地"的全域康养产业生态圈，布局建设成都医学城、成都健康服务业聚集区、成都都市现代农业高新技术产业园三大专业化产业园区，签约了恒大·养生谷、凤凰康养文旅小镇、CBA赛事中心、首铸四季光华国际医院等重大医疗康养旅游项目。

3. 乡村康养旅游

成都市以乡村振兴为依托，着力打造世界乡村旅游目的地。为了满足游客休闲度假、乡村体验、文化教育、田园养生等多方面需求，成都市开发了休闲农业观光、乡村体验游、民宿、农家乐、家庭农场、乡村酒店等系列乡村康养旅游产品，打造了集康养休闲、乡村田园、人文体验、艺术潮流等于一体的乡村康养旅游精品线路,建设了红砂村花乡农居、郫都区农科村、兴龙镇万亩观光果园等全国工农业旅游示范点和简雁乐农旅融合发展示范区,逐步形成以避暑纳凉、乡村度假、田园观光、采摘体验、民俗风情体验等多种产品竞相发展的乡村康养旅游升级版,带动周边交通、餐饮、商业、娱乐等多行业联动发展。

4. 森林康养旅游

成都市森林资源得天独厚。成都市主动发挥森林康养服务生态文明建设和乡村振兴的作用,已形成 36 处森林康养基地和 28 个省级森林人家[144]。为了满足游客追求野趣、度假观光、净化心灵等需求,成都市依托"山、水、林、田、湖"生态本底,大力发展森林康养旅游,已形成森林康养基地、森林公园、森林氧吧、森林旅游区、森林人家、森林康养旅游度假区、森林康养走廊等多类型协同发展的森林康养旅游格局。森林康养基地主要有邛崃市竹上花楸森林康养基地、都江堰望江森林康养基地等;森林公园主要有龙泉山城市森林公园、天府森林公园等;森林人家主要有竹里湾乡村森林人家、醉石林森林人家、金银花庄园森林人家等。这些森林康养旅游产品是游客休闲、度假、养生的主要场所。

(三)借力多元康养旅游营销渠道

成都市以自身康养旅游品牌为引领,依托互联网平台,通过借力康养旅游品牌营销、"互联网+"线上营销、国际入境旅游营销等多元康养旅游营销渠道,促进健康产业与旅游产业高质量融合发展。

1. 康养旅游品牌营销

成都市以康养为载体、以旅游为纽带、以道教文化为支撑、以"文旅+康养"为发展思路,整合各类康养旅游资源,全力打造"大青城"世界级品牌,促进文旅与康养产业深度融合,逐步形成了全人民、全地域、全时段的文旅康养发展新格局。成都市通过挖掘青城中医药文化和道医文化深刻内涵,着力打造"大青城"道医、道养、道药第一品牌,推动中医药传承创新发展,为发展康养旅游产业提供了有力支撑。同时依托成都中医药大学、成都东软学院、华西医院等的医疗配套设施,构建"三医两养一高地"全域康养产业生态圈,推出医疗康养旅游品牌。此外,成都市以节事活动为载体,有计划地策划玉皇山生态康养文化旅游节、石斛康养文化节等系列节事品牌营销活动,宣传推广"大青城"品牌和医疗康养旅游品牌,有效地提升了康养旅游品牌知名度和美誉度。成都市还统筹整合政企平台,借力官方媒体资源,组织开展崇州康养旅游国际亲商沙龙活动、汉源宜居康养城市推介会等活动,运用电视媒体、网络媒体、新媒体等全媒体平台立体化宣传康养旅游品牌。

2."互联网+"线上营销

成都市以"互联网+"理念创新康养旅游线上、线下营销渠道的紧密融合,创新"互联网+"康养旅游营销渠道,有效拓展了康养旅游市场。一方面,成都市利用互联网直播平台推介文旅产品,如举办互联网营销师直播万人拉力赛,联合国内知名 MCN 机构、知名商家及网络主播,重点推广成都的美食、漆器、文创、旅游等产品,推动成都航空、金融、文化、旅游和商务等产业快速发展。另一方面,成都市将短视频平台作为品牌宣传阵地,依托 TikTok 平台,通过拍摄短视频的方式对成都康养旅游产品进行了多维立体的展示。成都市文化广电旅游局与 TikTok 展开世界范围内的内容和广告合作,并借助 TikTok 平台的流量优势,在美国、英国、日本、法国、德国、意大利、西班牙 7 个国家进行"熊猫哄睡官"全球招募活动,以此打造成都大熊猫的国际名片,有效输出成都城市旅游信息,加速文旅产业、康旅产业在全球范围内的传播和发展。

3.国际入境旅游营销

成都市将国际旅行商巨头和国外合作伙伴作为切入点,不断展开海外和境外营销,促进入境旅游业发展,努力打造世界旅游名城和世界文创名城。成都市积极举办"全球旅行买家聚成都"大型入境旅游营销活动,推介古蜀文明、康养休闲生活方式、非遗文化等文化旅游和康养旅游品牌,邀请近 200 名国际旅行商对成都文化旅游线路产品展开深度考察。同时,面向成都各主要海外客源地及"一带一路"沿线各国,挖掘行业领军人物、旅游达人、媒体代表、网络 KOL 等 10 余位行业杰出人士,以"成都旅游全球推广大使"的身份,向国际旅游市场推介医疗康养旅游、文化康养旅游、森林康养旅游等重点产品。

（四）打造康养旅游产业集群模式

成都市通过推进区域联动和产业联动来打造康养旅游产业集群发展模式，重点支持实力雄厚的骨干康养旅游企业实现"强强联合"的跨界扩张，逐渐构筑"以点串线、连线成面"的产业组团式发展格局。

1. 推进区域联动

区域联动、互利共赢、协同发展是大势所趋。成都市抢抓成渝地区双城经济圈建设和成德眉资同城化发展战略机遇，联合德阳、眉山、资阳签订《成德眉资同城化发展战略合作框架协议》等文旅融合协同发展协议，与德阳市签约了"两汉三国秦蜀古道"旅游黄金走廊区域合作联盟，在旅游规划、产业协同、资源共享、环境保护等多个领域进行了深入合作。成都市还联合重庆市共同建设巴蜀文化旅游走廊和世界旅游目的地，在产业融合、技术合作、文化挖掘、人才培养、文旅招商、营销活动、游客互推、节事活动等多个领域展开合作与交流，为康养旅游产业的区域联动发展提供契机。同时，成都市依托中国青城国际颐养中心等医疗康养旅游产业集群与重庆市南川区金佛山共同打造以康体疗养为主的医疗康养旅游产业，推动成都中医药健康旅游示范区建设和南川大健康产业集聚区建设，引导两地文旅产业、康养产业融合发展，共同建设成渝地区双城经济圈医疗康养旅游胜地。

2. 促进产业联动

成都市大力推进旅游产业高质量发展，建设"东进、南拓、西控、北改、中优"的区域旅游功能布局，加速推动龙门山旅游带、龙泉山城市森林公园休闲带、天府绿道游憩带规划建设及国家全域旅游示范区的建设，策划和包装了乡村旅游、山地旅游、康养旅游、低空旅游、文创旅游、自驾旅游6大产业集群，带动一批天府文化旅游精品项目落地，全面激活城市旅游休闲和康养功能[145]。成都市积极培育"旅游+"或"+旅游"的融合发展模式，以养生、养老、医疗、文化、体育、商业、农业和旅游产业为切入点，推动旅游产业与关联产业深度融合发展，打造一批"旅游+科技""旅游+农业""旅游+体育""旅游+文创""旅游+康养"等主题旅游目的地和示范区,规划构建多元业态的康养旅游产业发展格局。同时,成都市依托丰富的中医药资源和道医文化,推动中医药与旅游产业融合发展,成功打造国家中医药健康旅游示范区。

第二节　四川省乐山市健康产业与旅游产业融合 发展的实践

一、四川省乐山市健康产业与旅游产业融合发展现状

乐山市地处四川盆地西南部,是四川省辖地级市,全市总面积为 12 720.03 平方千米,占全省总面积的 2.64%,共辖 4 区、6 县,代管 1 个县级市,常住人口达 315.3 万人。乐山市生态资源丰富,森林覆盖率达 61%,已建成 2 个国家级生态文明示范区、4 个省级生态县(市)、12 个国家级生态乡镇、2 个国家级自然保护区。乐山市拥有十分优越的旅游资源,是全国重点风景旅游城市、中国优秀旅游城市、国家历史文化名城,拥有国家 A 级旅游景区 40 家。

乐山市坚持"旅游+"融合发展战略,以打造"乐山乐水、康养胜地"特色康养度假品牌为发展目标,按照"两核两圈两带九组团"空间布局,着力打造世界重要旅游目的地、世界遗产旅游福地、世界康养度假胜地、世界研学旅游高地,重点发展康养度假、研学旅游、会展旅游、夜间旅游等十大新业态产品,精心培育农业康养、森林康养、文旅康养、体育康养等多元康养旅游产业业态。同时,乐山市加快推进康养基地、康养综合体建设,依托佛禅、道教、峨眉武术文化资源以及道地中药材、森林、温泉、地磁、冰雪运动等特色资源,发挥佛禅文化、道教文化、武术文化优势,推进健康产业与旅游产业融合发展,打造世界康养度假胜地。乐山市先后荣获"国人最向往的十大康养旅游目的地""中国特色旅游城市""国家森林康养基地"等称号,2021 年共接待康养旅游游客 109.13 万人次,

实现康养旅游收入 23.83 亿元(表7.2)。

表 7.2　2017—2021 年乐山市康养旅游人次及康养旅游收入

年份	康养旅游人次/万人次	康养旅游收入/亿元
2017	66.57	16.01
2018	69.35	19.82
2019	86.41	20.13
2020	93.30	25.37
2021	109.13	23.83

资料来源:2017—2021 年全国旅游抽样调查资料、乐山市统计年鉴

二、四川省乐山市健康产业与旅游产业融合发展的实践经验

(一)构建立体康养旅游保障体系

乐山市在推进健康产业与旅游产业融合发展过程中,注重构建立体综合康养旅游保障体系,在政策支持、旅游服务两个方面创造良好外部环境,有效地保障了康养旅游产业健康发展。

1. 加强政策支持

一方面,政府积极出台系列旅游法规。乐山市在税收、土地流转、招商引资、行业规范、旅游扶贫等方面对康养旅游产业进行扶持,出台了《乐山市"十四五"时期康养发展规划》《乐山市"十四五"旅游融合发展规划(2021—2025)》《乐山市森林康养产业发展规划(2016—2025)》等系列旅游政策法规,主要围绕康养产业布局、旅游产业融合、康养旅游规划编制、康养旅游资源开发、旅游养老等诸多方面促进健康产业与旅游产业融合发展。另一方面,政府大力推进招商引资。乐山市政府通过招商引资为康养旅游项目提供资金支撑。"十三五"期间,乐山市围绕康养与产业融合、康养旅游、康养制造等方面,策划包装了犍为罗城古镇、金口大峡谷、农夫山泉峨眉山工业旅游区等旅游类招商引资项目,

各类文旅项目实现融资 650 亿元,累计完成投资 400 亿元。2022 年乐山市推出了 52 个重点文旅项目,其中包括沙湾区中医医养康综合旅游度假区、峨眉山市张沟康养度假区、沐川县五马坪森林康养度假区等 15 个康养项目,市中区平羌三峡生态文旅产业园、市中区乌尤禅修度假区等 13 个休闲度假项目。

2. 完善旅游服务体系

完善的旅游服务体系能够对健康产业与旅游产业融合发展起到有效的外部保障作用,乐山市通过提升旅游交通服务、旅游信息服务、城乡环境建设等方面来加强旅游服务体系建设。乐山市完善旅游交通服务体系,加强市域"1 小时交通圈"和环主城区"半小时交通圈"建设,成绵乐城际铁路实现公交化运营,密织外联通道交通网;同时全方位建设通景道路,打通 G245 线金口大峡谷等旅游主干道,建成峨眉山景区公路、荔枝湾旅游公路、乐山大佛绕景公路等旅游公路,并开通重点景区直达班线。乐山市还积极建设旅游信息服务体系,依托大数据、区块链等现代新型科学技术,构建"一云、两中心、多终端"的智慧文旅体系,推出"智游乐山"服务平台,打造"体验中心",研发"智能地图",全面提升游客的游览体验。此外,乐山市十分注重城乡环境建设,通过实施全域旅游工程、景城一体工程来提升全市旅游文明服务、村寨景观、道路交通等城乡环境。为了提升城市旅游形象,乐山市还在市中区、峨眉山景区和乐山大佛景区建设了旅游厕所、旅游咨询站、旅游休憩设施、旅游交通导览标识、旅游交通接驳等系统。

(二)实施多元康养旅游营销方式

乐山市以"乐山乐水、康养胜地"为品牌引领,集中全市各种营销资源,通过深化国内国际合作、开展多维立体营销、培育精品节事活动等方式实施多元康养旅游营销。

1. 深化国内国际合作

乐山市通过加强区域及国际合作,成功推介康养旅游产品。一方面,乐山市积极组建"成绵乐高铁旅游联盟""'大峨眉'文旅发展联盟"等组织,同成都、眉山、雅安共同培育"大峨眉"世界级文化旅游品牌，与西安、桂林、贵阳三地签订文旅合作协议，与重庆武隆、大足、南川等地开展深度合作，积极融入巴蜀文化旅游走廊。另一方面，乐山市主动加入亚太旅游协会等组织，同80多个国家和地区搭建康养旅游直销渠道，先后赴"一带一路"沿线国家及美国、泰国、以色列等国家开展康养旅游推介活动，并组织参加亚洲文化旅游展、上海世界旅游博览会等重大展会活动，成功向国际推出了康养旅游这一知名品牌。

2. 开展多维立体营销

乐山市借力多维营销渠道，增加了康养旅游的曝光度。首先，进行借势营销。乐山市借助各大赛事活动展开新闻媒体报道，借此宣传全市康养旅游品牌和城市旅游形象。乐山市充分利用四川国际旅游交易博览会、四川省乡村旅游文化节、"美丽中国行"乐山·犍为越野挑战赛等重大活动平台，借助各类新闻媒体资源，挖掘康养旅游文化内涵，通过实时报道、针对报道的形式在活动赛事的各个环节宣传康养旅游产品。其次，开展精准营销。乐山市根据自身旅游客源地的市场需求情况，推出了具有差异性的康养旅游营销方案，通过在成都、重庆、北京、香港、巴黎、悉尼等国内外主要客源地市场进行精准营销，开展亚太"文旅康养"考察推荐会等针对性强的康养旅游推介活动，有效提升了乐山市康养旅游产品的市场占有率。最后，组织抱团营销。乐山市积极与市级以上主要媒体抱团，建立起了横纵向贯通的宣传营销矩阵，并在《中国旅游报》《四川日报》等国内外主流媒体上发布康养旅游最新产品。同时，乐山市与各大新媒体展开项目合作，如在携程网开设乐山旅游产品旗舰店、与腾讯公司合作策划旅游主题活动等，极大提升了乐山市康养旅游的知名度。

3. 培育精品节事活动

乐山市举办了四川国际旅游交易博览会、峨眉山康养论坛、中国茶乡峨眉山国际茶文化博览交易会等重要展会活动，在会上与知名专家、旅行商代表分享旅游业发展经验，向多个国家和地区直销乐山康养旅游产品。同时，乐山市加强旅游产业与体育赛事融合发展，培育体育康养旅游，在乐山国际半程马拉松赛、世界传统武术锦标赛、四川·乐山国际峨眉武术节等赛事活动期间,同步举办传统武术名师讲座、乐山旅游摄影展、康养旅游商品展等配套活动,推出"登峨眉山,行走自己的江湖"武术文化线路,极大提升了全市体育康养旅游品牌效应。此外,乐山市还积极推动文旅融合,成功举办峨眉山佛光花海国际音乐节、"嘉乐汇"戏剧周等节庆活动,借助特色节庆活动平台带动乐山旅游、度假、康养、演艺等产业发展,为文化康养旅游发展提供契机。

（三）创新多元形式康养旅游产品

乐山市依托特色康养旅游资源,结合康养旅游市场消费趋势,创新具有鲜明地域特色的文化康养旅游、中医康养旅游、森林康养旅游等产品体系。

1.创新文化康养旅游产品

乐山市康养文旅资源丰富,依托禅文化、中医药文化、茶文化、长寿文化等多元文化资源,以文促旅、以旅彰文,积极融入巴蜀文化旅游走廊建设,通过政策倾斜推动乐山文化产业投资发展有限公司、峨眉山旅游投资开发(集团)有限公司、乐山大佛旅游投资开发(集团)有限公司等国有文旅企业发展,致力于打造"乐山味道""乐山礼物""乐嘉民宿""乐游嘉学"等文旅品牌,培育出旅游综合体、节会活动、民宿集群、文旅融合产业带、文旅基地、文化体育场馆、乡村文旅品牌等文化康养旅游产品。乐山市的标志性文化康养旅游产品有乐山大佛、东风堰—千佛岩景区、犍为县世界茉莉博览园、夹江马村镇大千纸故里纸文化研学体验基地等。

2.创新中医药康养旅游产品

乐山市中药材资源丰富,中药材种植面积达 35 万亩,产量约 9 万吨,种植业年产值约 15 亿元,拥有佛手、淫羊藿、黄连、川牛膝、金银花、白术、石斛等2 900 种中药材资源及 30 个川产道地药材品种。乐山市成功建设金口河区、沙湾区、峨眉山市等 3 个省级中药材产业重点县,夹江叠鞘石斛,金口河乌天麻、川牛膝,犍为麻柳姜荣获国家地理标志保护产品[146]。乐山市依托禀赋的中医药资源,促进中医药产业与文化旅游、健康养生等产业融合发展,培育出沙湾区中医药康养旅游度假区、峨边天缘牡丹小镇、沙湾川佛手园、金口河红豆杉产业园、金口河大瓦山中医药生态养生园等中医药康养旅游产品,推出神奇大瓦山、圣洁大风顶、神秘黑竹沟等中医药康养旅游线路,形成了"环峨眉山景区世界级生态医(康)养旅游度假带"中医药事业、产业和文化集聚业态区。

3.创新森林康养旅游产品

乐山市以规划为引领,发布《乐山市森林康养产业发展规划(2016—2025)》,致力于打造全国闻名森林康养旅游目的地、森林康养产业强市和四川森林康养首选目的地。乐山市森林资源丰富,森林覆盖率超60%,通过建设森林康养带、水系绿道、多彩通道等项目构建"山水林田路"五位一体的森林生态康养体系,规划了以"乐峨夹沙"一个森林康养创新发展核心区为"一心",以峨眉山系森林康养带、龙泉山脉尾脉森林康养带、小凉山—乌蒙山森林康养带、三江水系康养带为"四带"的"一心四带"森林康养产业总体布局。乐山市还培育出沙湾区峨眉山南森林康养旅游度假区、峨眉山国际旅游度假区森林康养示范基地、沙溪森林康养度假区等多类型协同发展的森林康养旅游产品,基于森林公园、自然保护区、湿地公园、旅游景区等平台创建国家级森林康养示范基地2家,省级以上森林康养基地17家、森林康养人家28家、森林小镇3个。

(四)探索特色康养旅游扶贫路径

乐山市以康养旅游产业发展推动旅游扶贫,探索重点景区带动、乡村旅游拉动、文旅融合联动、旅游消费促进等多元扶贫举措,使旅游扶贫成为实现精准脱贫的重要抓手和途径。乐山市紧紧抓住"产业扶贫、旅游扶贫、就业扶贫"三条主线,以"一县一品"特色旅游带动脱贫。其中,乐山市狠抓康养旅游产业发展,以"大峨眉"旅游环线建设为抓手,重点实施金口大峡谷景区、马边"烟峰彝寨"景区、峨边黑竹沟等县域核心景区建设,峨边和马边成功创建省级旅游扶贫示范区,带动贫困地区实现绿色脱贫、持续增收和乡村振兴[147]。

乐山市沐川县积极探索康养旅游扶贫路径,主动融入乐山世界重要旅游目的地建设,努力打造中国西南生态康养旅居地,探索出了一条"旅游服务+扶贫"

的特色道路。沐川县以发展乡村康养旅游为契机实现旅游扶贫,采取"企业+基地+农户(贫困户)+观光体验旅游"的发展模式,引导当地居民将有机茶、猕猴桃、李子、甩菜、彩色水稻等农特产品转化为绿色旅游商品,当地居民可通过土地流转、农产品售卖等获得财产性收入。同时,沐川县推出了"春赏花、夏玩水、秋采果、冬庖汤"的四季文旅活动,整合了全县的魔芋、茶叶、腊肉、根雕等农特产品,培育出具有沐川特色的旅游商品,带动全县贫困群众脱贫增收。其中,沐川县龙门大峡谷漂流项目为该地实施乡村振兴奠定了坚实基础,成为由"青山"变"金山"的乡村康养旅游精品项目。龙门大峡谷漂流项目的建成投用,带动了当地服务业、餐饮业的发展,已吸引16家店铺入驻,先后吸收3 000余名建档立卡贫困人员及子女就地务工增加收入,平均每人每月增收2 200元[148]。

第三节　重庆市北碚区健康产业与旅游产业融合发展的实践①

一、重庆市北碚区健康产业与旅游产业融合发展现状

北碚区位于重庆主城西北部,地处缙云山麓、嘉陵江畔,辖区面积755平方千米,辖9个街道、8个镇,常住人口约81万人,是重庆主城都市区中心城区。北碚区生态环境优良,自然风光秀美,全区森林覆盖率50.58%,建成区绿化率40.26%,人均公园绿地面积27.06平方米,Ⅱ级以上空气质量优良天数320天,空气质量综合指数、噪声环境质量居主城都市区中心城区第一。北碚区深入实施"园城带动"发展战略,形成了以先进制造、现代服务、休闲度假旅游、都市现代农业为主导的产业体系,先后获得全国首批风景名胜区、全国优秀旅游城市等荣誉。

---

① 陈雪钧.康养旅游产业高质量发展研究:以重庆市为例[M].北京:人民交通出版社,2022.本书收入时略有改动。

近几年来,北碚区持续推动医疗卫生和养老服务深度融合发展,逐渐形成了集"医、药、健、养、游"于一体的大健康产业发展模式。北碚区拥有丰富的温泉旅游资源,通过整合多方旅游资源,形成复合型温泉旅游产品,建设休闲温泉康养旅游目的地,打造体育康养、心灵康养、乡村康养、医疗康养等多元康养旅游产业业态,推动全区康养旅游产业提档升级。北碚区依托现有空间地形和景观资源,打造形成"一带两环四片区"空间布局,"一带"为缙云山北温泉度假产业发展带,"两环"为温泉康养体验环、十里泉乡田园休闲环,"四片区"为北泉人文休闲核心片区、国际温泉养生度假片区、大美澄江田园度假片区、缙云山水运动休闲片区。北碚区康、养、旅服务体系已粗具规模,辖区内共有建成投用的规模化医养结合机构6家、三级甲等医院2家,近千张康养床位,建有中国民族医药康养产业示范基地、康养旅游示范基地以及中国民族医药康养产业研究院[149]。

北碚区将以"大生态、大健康、大旅游"融合发展需求为核心,以"绿色发展先行地、旅游康养目的地"为总体定位,重点建设世界缙云山、国际温泉谷,构筑"两区两带"的大旅游空间发展格局,"两区两带"具体指缙云山—温泉谷旅游度假区、西山历史与田园体验区、缙云山生态产业带、嘉陵江滨江风情带。2021年,北碚区开启"温泉+康养"提档升级工程,推进金刚碑温泉、缙岭麓泉、北温泉二期、远山有泉等项目建设,鼓励心景、悦榕庄等温泉项目更新提升业态,培育温泉谷康养特色产业,巩固北碚区"世界温泉谷"核心区地位,力争创建缙云山—北温泉国家级旅游度假区。2021年北碚区接待过夜游客214.05万人次,实现旅游收入218.83亿元(表7.3)。

表7.3 北碚区2017—2021年接待过夜游客人次及旅游收入

年份	旅游人次/万人次	旅游收入/亿元
2017	231.05	60.77
2018	300.36	80.07
2019	345.48	109.01

续表

年份	旅游人次/万人次	旅游收入/亿元
2020	203.82	198.52
2021	214.05	218.83

资料来源:2017—2021年北碚区统计年鉴

二、重庆市北碚区健康产业与旅游产业融合发展的实践经验

（一）政府大力扶持康养旅游发展

北碚区委、区政府从战略支柱产业的高度大力扶持健康产业与旅游产业融合发展。

1.科学规划产业发展蓝图

北碚区从统筹全区健康产业与旅游产业融合发展的战略高度科学制定了《重庆市北碚区文化和旅游发展"十四五"规划》《北碚区全域旅游发展策划、规划、行动实施方案》《缙云山—北温泉国家级旅游度假区总体规划（2020年—2030年）》《北碚区贯彻落实国家中医药发展战略规划纲要（2016—2030年）实施意见》《缙云山风景名胜区总体规划（2016—2030）》《重庆市北碚区温泉谷两山生态文旅产业园"十四五"发展规划》等产业规划。这些规划明确提出大力推动大健康和大文旅深度融合,围绕主题定位、空间布局、资源开发与规划、人才队伍建设等方面为康养旅游产业绘制科学发展蓝图,明确把缙云山、十里温泉城作为缙云山温泉度假区的重要产业支撑来抓,以缙云山、温泉谷、金刚碑历史文化街区为核心,发展温泉养生、会议培训、康体养老、休憩娱乐等产业,打造温泉养生度假目的地。

2.大力推进招商引资

北碚区聚焦仪器仪表、智能网联汽车、智能传感器等重点产业,包含社会民生、总部经济、智能制造、综合开发、生物医药、文化旅游等多个领域,不断优化

其产业结构,丰富完善其产业链群。北碚区制定了招商引资专项政策,在商户的支持下,努力持续壮大文旅产业,促进实现高质量融合发展。北碚区围绕"温泉+"产业布局,加大对国内外知名康养旅游企业和品牌招商引资,成功引进悦榕庄酒店、柏联SPA温泉度假酒店、恒大国际温泉旅游健康小镇、法国薇姿温泉酒店、远初缙岭麓泉、三花石生态文旅街区等高品质文旅项目。同时,北碚区不断完善招商引资制度,提升招商引资质效,借助智慧化招商系统和钉钉平台,着力构建集金融机构、市级部门、市属国企、社团组织、社会化招商单位、民营企业为一体的政企合作泛招商引资生态系统,高效聚集招商资源,实现招商引资信息共享,强化协同配合,将北碚区招商引资的政策数据、产业数据、空间数据、规划数据和资源数据融入全市招商大数据平台,打造"智慧招商"新局面。

3. 产学研并举推动产业融合发展

北碚区促成世界温泉论坛永久会址落户北碚区,世界温泉及气候养生联合会在北碚区设立亚洲地区唯一的区域办事处,成立亚太(重庆)温泉与气候养生旅游研究院,举办温泉与气候养生旅游国际研讨会,开展学术研讨、重点温泉项目发布、推介和签约等系列活动[150],提升了北碚区温泉康养旅游的国际知名度,推动温泉与气候养生旅游高质量融合发展。亚太(重庆)温泉与气候养生旅游研究院集引进、吸收、改造、自主研发于一体,在温泉与气候养生产业的理念、技术、设备、产品、服务等方面实现全面创新,引领中国温泉与气候养生旅游全面升级,带动中国温泉康养文化高质量发展。

(二)依托温泉资源开发衍生产品

北碚区依托当地温泉特色资源禀赋,围绕市场需求,开发系列温泉康养旅游产品及相关衍生产品。

1. 温泉康养旅游产品

针对消费者温泉疗养、美容塑形、休闲养生、康养度假等多方面需求,北碚区开发了高端温泉产品、平价温泉产品、养生温泉产品、温泉旅游度假区、温泉旅游线路、温泉景区等多类型温泉旅游产品。高端温泉产品主要有悦榕庄、柏联温泉等,平价温泉产品主要有康乐温泉、缙云大众温泉等,养生温泉产品主要有心景温泉、海宇云水温泉等,温泉旅游度假区包括缙云山北温泉旅游度假区、颐尚温泉旅游度假区等,温泉旅游线路包括澄江温泉康养旅游线路、温泉文化之旅、缙云山北温泉度假之旅等,温泉景区包括北温泉风景区、北碚区十里温泉城等。这些产品涵盖温泉旅游产品的主要类型,加快了北碚区温泉旅游向"休闲度假+康体养生"复合型的转变。

2."温泉+"衍生康养产品

北碚区加快建设沐浴之城、远山有泉、缙岭麓泉等 7 个项目,加速打造"世界温泉谷"核心区,录制《温泉康养大讲堂》养生节目,研发 10 余款温泉衍生产品,做强"缙云红茶·养心之茶"文创产品,培育温泉谷康养高端特色产业综合体,奋力推动森林康养、温泉康养、气候康养等融合发展。北碚区借助温泉资源,创新了一系列"温泉+"衍生康养产品:创新"温泉+"衍生康养产品,逐渐开发出涉及亚健康、疼痛、睡眠、美容、中医等多领域的康养产品,产品涵盖养生保健品、医疗保健、休闲娱乐、温泉体验、文化研学、美容护肤等领域;创新"温泉+中医"康养产品,将温泉与中医药结合起来,打破了以往"泡温泉只是泡澡"的刻板印象;创新"温泉+气候"康养产品,充分发挥世界温泉论坛永久会址、全国十佳温泉度假旅游目的地等称号的影响力,创建亚太(重庆)温泉与气候养生旅游研究院,并成立专家智库,推出《世界温泉与气候养生旅游重庆共识》等系列丰硕成果;创新"温泉+文化"康养产品,在提档升级传统温泉产业,打造个性化、精品化的温泉旅游度假项目的同时,更多地关注与历史文化的结合,深度挖掘温泉产业的人文内涵;创新"温泉+旅游"康养产品,推出"武隆山水+北碚区温泉""温泉寺+柏联""威斯汀+悦榕庄"等温泉旅游线路,打响"巴山夜雨·温泉故里"品牌。

(三)实施"温泉+"产业融合发展

北碚区以温泉产业为核心,实施"温泉+"产业融合发展,成功走上温泉康养旅游集群发展道路。北碚区充分利用和整合当地资源,开创了"体育搭台、文旅唱戏"的融合发展新局面,相继推出了一系列富有区域特色、兼具社会影响力的"记忆型"品牌赛事,如缙云山国际森林山地马拉松赛、金刀峡溪降挑战赛、北碚城市定向赛等;策划布局了一批体旅融合运动康养类项目,如缙云山户外运动基地、温泉城运动康养小镇、金刀峡极限运动体验等;并与社会资本合作成立了北碚区健狗狗24小时自助健身中心,引入了健身教练培训机构,逐步丰富和完善全区体育产业业态。依托自然生态旅游资源和历史人文旅游资源禀赋,北碚区重点打造温泉旅游核心产业,逐渐形成北温泉·柏联温泉、悦榕庄、心景温泉、海宇云水温泉、康乐温泉、缙云大众温泉等温泉集群格局。同时,北碚区依托以温泉为核心要素的产业运营,加强与温泉旅游相关产业跨界合作,创新温泉衍生产业,拓展温泉市场的深度和挖掘消费潜力。北碚区建造了恒大国际温泉旅游健康小镇、缙云山北温泉旅游度假区、北碚区十里温泉城、缙云民宿、悦榕庄酒店、心景乐养酒店等休闲康养旅游项目,成功将养生、养老融入温泉康养旅游产业,逐步形成了温泉产业集群。同时,北碚区通过打造全域智慧康养驿站、康养"智慧样板",推进医、养、康、护、体、智"六位一体"模式,引进德瑞万寿福居养老护理中心、四联优侍高龄社等社会养老机构,逐步形成集"医、药、健、养、游"于一体的大健康产业发展新模式[151],不断利用整合已有医疗卫生和养老资源,鼓励社会资本积极参与,成功实现医疗卫生与养老服务深度融合发展。

第四节　重庆市黔江区健康产业与旅游产业融合发展的实践[①]

一、重庆市黔江区健康产业与旅游产业融合发展现状

黔江区地处武陵山区腹地和重庆市东南部中心,是武陵山片区中心城市、

---

① 陈雪钧.康养旅游产业高质量发展研究——以重庆市为例[M].北京:人民交通出版社,2022.本书收入时略有改动。

渝东南区域中心城市,辖区面积 2 402 平方千米,辖 30 个乡镇街道,户籍人口约 55.6 万人,获"国家生态文明建设示范区""中国最具魅力宜居宜业宜游城市""中国森林氧吧""中国清新清凉峡谷城"等称号,获评首批市级全域旅游示范区。黔江区康养旅游资源丰富,拥有 114 个自然资源和 131 个人文资源,如白土乡三塘盖、阿蓬江、芭拉胡、十三寨、濯水景区等[152],其中濯水景区品牌影响力进入全国 40 强,成为全市唯一上榜"100 强"的景区。

黔江区始终以"一城主导、两区示范、三个驱动、全程融合"为重点,深入贯彻文旅融合,开展"文旅美城"建设实践活动。在目标导向方面,黔江区提出要立足旅游资源强力实施"旅游大区"策略,计划于 2025 年建成旅游强区,2030 年建成旅游美区。在精准定位方面,黔江区紧紧围绕"中国峡谷城·武陵会客厅"总体定位,不断推进"一中心一枢纽三区三地"建设,旨在将黔江区建设成为具有民俗特色的休闲旅游康养度假目的地、文旅融合发展先行区和武陵山旅游集散中心。黔江区提出大力构建医养结合的健康养老服务体系,努力发展养生旅游、健康养老、森林康养等产业,加快打造全国知名康养胜地。2021 年黔江区共接待康养旅游游客 36.02 万人次,实现康养旅游收入 3.72 亿元(表 7.4)。

表 7.4　黔江区 2017—2021 年康养旅游人次及康养旅游收入

年份	康养旅游人次/万人次	康养旅游收入/亿元
2017	18.97	1.31
2018	24.97	2.35
2019	36.96	3.09
2020	34.31	3.54
2021	36.02	3.72

资料来源:2017—2021 年全国旅游抽样调查资料、黔江区统计年鉴

二、重庆市黔江区健康产业与旅游产业融合发展的实践经验

（一）政府扶持康养旅游产业发展

黔江区政府高度重视健康产业与旅游产业融合发展,通过规划引领、招商引资、强化品牌打造等举措促进健康产业与旅游产业融合发展。

1. 规划引领康养旅游产业走融合发展道路

黔江区政府从顶层设计方面出发,制定出台了一系列促进健康产业与旅游产业融合发展的政策规划,在优势供给、目标引领等方面确立了黔江区康养旅游产业发展方向。黔江区通过印发相关规划提出了黔江区康养旅游产业阶段性发展的目标和重点。《重庆市黔江区国民经济和社会发展第十四个五年规划和二〇三五年远景目标纲要》强调以医疗医药资源优势为依托,积极发展医疗康养旅游新业态,开发康复、保健等旅游服务和养生度假、中医药观光、中医药文化展示、药膳食疗、保健品等旅游产品,促进旅游产业同中医药产业、医疗保健业等相关产业的融合发展。《黔江区服务业高质量发展"十四五"规划》提出要形成粗具规模的医药产业集群和具有知名度的康养品牌,要建成西部医学中心渝东南副中心。该规划确立了黔江区依托优势医药资源发展医疗康养旅游的发展重点,对旅游产业同医疗产业融合、形成康养旅游新业态、激发康养旅游活力、增加旅游经济发展新动能具有显著的政策导向作用。

2. 招商引资提供产业融合发展经济支撑

2018 年黔江区印发《重庆市黔江区招商引资优惠政策（暂行）》,开始实行招商引资政策。黔江区通过政策宣传、创新服务举措、重点项目专人跟踪、健全完善法律顾问制度、加大普法教育宣传力度等举措吸引资金投入,运用以商招商、供应链招商、产业链招商等方式促进招商引资工作质效并进。如黔江区通过招商引资和中信集团达成合作,不仅为黔江区提供了经济支撑,还在产业、教育、医疗健康和基础设施建设方面对黔江区进行帮扶。双方正式签约的三塘盖

国际旅游康养度假区项目规划区面积 29 平方千米,项目总投资 120 亿元,旨在打造"世界一流、中国唯一"的康养旅游度假品牌。2021 年黔江区招商引资总签约合同金额 92.72 亿,正式签约项目 30 个;2022 年全年签约正式合同金额 189 亿元,完成年度目标 118%。

3. 强化品牌打造提升产业竞争力

在创建品牌方面,黔江区践行"绿水青山就是金山银山"的发展理念,大力实施"健康中国"和乡村振兴战略,全面贯彻落实《关于促进森林康养产业发展的意见》精神,完善大健康产业体系,大力支持发展康养旅游。2021 年黔江区森林覆盖率达到 65%,成功创建"全国森林康养基地试点建设区"。在强化品牌宣传方面:黔江区对内强化宣传造势,包括在重点场所设置广告牌、宣传栏,在报纸上刊登黔江美景类的文章,营造"人人知晓,人人参与"的浓厚氛围[153];对外加大宣传营销力度,注重运用新媒体、短视频等形式打造曝光点、增加点击量,让更多人"眼前一亮、到此一游",在会展中展示黔江形象和推出精品路线,创作展现黔江民俗风情、地区特色的电影。如在第二届中国第一鹊桥会暨 2021 重庆秋季旅游启动仪式上,黔江区推出了奔山赴海、秀美阿蓬、登高怀远、山野寻趣等别具特色、层次多样的旅游线路。

(二)建设生态美丽黔江

黔江区坚持绿色发展理念,发挥生态资源优势,通过改善人居环境、提升旅游环境、进行绿色降碳,促进生态文明建设。

1. 改善人居环境

由于黔江区城市发展进程的加快,建筑垃圾和废弃渣土的产生量近 5 年年增长率为 9.4%。为促进黔江区生态环保建设,黔江区投放 2 亿元用于建设废弃垃圾处置场,保护生态环境,这一举措标志着建设美丽黔江有了绿色金融保障。大量废弃垃圾处置场解决了建筑垃圾乱堆放问题,街道环境得以整治,人居环境得以改善,提升了黔江区的城市形象。

2. 提升旅游环境

黔江区通过街道整治,发扬"创国卫"精神,使城乡面貌产生了翻天覆地的变化。2015 年黔江区启动了"国家卫生区"创建,对街道按照国家卫生城市标准整治,先后实施了 32 个专项整治。2017—2019 年,黔江区启动了"全国健康促进区"创建工作。在黔江区政府的不断努力下,黔江区旅游环境明显改善。2021 年黔江城区空气优良天数为 353 天,优良率为 97%,城区环境空气中可吸入颗粒物(PM_{10})年均浓度 35 微克/立方米、细颗粒物($PM_{2.5}$)年均浓度 28 微克/立方米、二氧化硫(SO_2)年均浓度 8 微克/立方米。旅游环境的改善也让越来越多的外地游客对黔江区的旅游充满了期待。

3. 进行绿色降碳

黔江区在政府统筹协调下,聚焦考核指标,盯紧重点任务,实施环境质量改善等重大工程,推动环境治理能力全面提升。2022 年黔江区印发了《黔江区生态环境保护"十四五"规划》《黔江区推进碳达峰碳中和工作方案》,强调坚持以"绿水青山就是金山银山"的发展理念,将碳达峰、碳中和纳入黔江生态文明建设整体布局,做好绿色低碳转型,助力区域经济高质量发展。黔江区始终紧盯气候变化、生态保护修复、污染防治、风险管控、区域协同保护五大方面任务,精准发力,全面提升生态环境保护水平。

(三)促进康养旅游产业融合发展

黔江区以"康养"为主题,凭借独特的生态资源、医药资源、文化资源、乡村旅游资源等优势,重点发展文旅康养旅游和中医药康养旅游新业态,促进了康养旅游和文化、中医药等产业的深度融合发展。

1. 促进文旅康养产业发展

黔江区文化底蕴丰厚,特色民俗文化众多,如傩戏、茅古斯等戏曲舞蹈和吹莽号、打镏子等动听民乐。黔江区立足自身特色文化资源,强化政策引领,促进文旅产业高质量融合发展。在政策引领方面,2016 年黔江区制定《促进文化旅游发展实施方案》,开始实施"九个一"文旅融合重点工程。在坚定文化自信方面,黔江区通过开展"寻源黔江""黔江星辰"等大型系列采访报道,创作长篇小说和音乐剧《天理良心濯水人》,打造和包装主题公园、广场、廊道等,挖掘、展现并传承文化,通过推进土家生态博物馆、山歌集、中国跑客节、电影《侯天明的梦》等文旅融合项目落地,全面促进文旅康养产业发展。在提升文旅水平方面,黔江区举办了武陵山国际民俗文化旅游节、丹砂文化研讨会、历史地理年会等文化旅游主题活动和全国陀螺赛等重要赛事,向世界展示黔江城市形象,提升黔江区文旅融合发展水平。

2.促进中医药康养旅游产业发展

黔江区结合自身资源优势和区位优势,以黔江高新区为依托,培育包含生物医药产业在内的五大集群产业,依托产业集群,大力构建医养结合的健康养老服务体系,着力推进卫生与健康事业发展,大力发展养生旅游、健康养老、森林康养等产业。在完善医疗基础设施方面,2020年黔江区投入3.367亿元对黔江区中心医院进行改造,用于增加床位数量、引进先进医疗技术;截至2021年底,全区共有各级各类医疗卫生机构311个,医疗卫生机构床位4 489张;黔江区医疗卫生体系不断健全,武陵山公共卫生应急医院等项目有序推进,建成3个紧密型医联体和4个片区卫生服务中心。在医旅产业融合方面,黔江区以地区康养旅游资源和中医药产业资源优势为依托,采用国际康养理念,大力推进三塘盖国际旅游康养度假区、濯水康养度假区建设,旨在将其打造成为具有中国本土特色的、适宜全年龄段居住的康养型社区。

（四）开发特色鲜明的康养旅游产品

黔江区依托自身资源优势,着力开发气候类、森林类和文化类康养旅游产品。

1.开发气候类康养旅游产品

黔江区通过小南海景区等成熟景区,依托森林海拔优势、移民院落地理优势,利用"十佳文明新村"名气和阿蓬江等秀美景色,大力发展避暑纳凉乡村旅游。目前,黔江区已拥有小南海镇、石会镇、水市乡、白土乡、五里乡5个避暑纳凉乡村旅游示范点。同时,黔江区推出了"网来"信息发布 App 供游客线上预订农家乐,提高了避暑乡村旅游的可进入性。另外,黔江区推出了乡村印象、老盖、余家等特色农家乐,开发了采摘黄桃、垂钓、农业体验园、烟草体验园等旅游项目。黔江区的水市乡也凭借避暑乡村旅游,成功被评为"重庆市最佳避暑休闲乡村"。

2. 开发森林类康养旅游产品

黔江区创建森林康养旅游品牌,积极申报全国森林康养基地试点县,并于2020 年 11 月被中国林业产业联合会确定为全国森林康养基地试点建设县;积极开展森林康养试点区建设,探索水车坪国家 4A 级旅游景区转型发展森林疗养旅游,开展仰头山森林公园森林康养试点,打造金山盖、仰头山、八面山、武陵仙山、灰千梁子森林康养基地及濯水森林康养基地;积极建设推出森林主导康养产品,如休闲观光、健康服务管理、森林研学、森林教育基地等。

3. 开发文化类康养旅游产品

黔江地区有丰富的文化资源,利用民俗文化、红色文化、宗教文化等建立了土家十三寨、水车坪、濯水古镇等一批知名景点。为满足游客需求,黔江区推出了打糍粑、推豆粉、推米豆腐、制神豆腐、观荷花、学摆手舞、唱土家山歌等 10 余项文化体验活动,让游客既可游览田园风光,又可欣赏民俗演出。同时,黔江区还打造了西兰卡普、黔江鸡杂等一批知名旅游商品,打响了武陵山国际民俗文化旅游节、中国黔江鸡杂美食节等文化旅游节事品牌,黔江石鸡坨土陶、濯水绿豆粉、西兰卡普等一批非遗项目也实现了产业化。

(五)完善康养旅游基础设施

作为区域中心城市,为促进健康产业与旅游产业融合发展,提升游客旅游幸福感,黔江区致力于通过优质公共服务共享、提升城市品质,从交通、食宿、购物等方面完善了康养旅游基础设施。

1. 完善旅游交通条件

"十三五"时期,黔江区建成武陵山区综合交通枢纽,完成了 G319 等 230 千米干线公路的改建,建设了 2 364 千米"四好"农村公路,全区普通公路总里程达到 7 350 千米,黔张常铁路和渝怀铁路建成通车。截至 2021 年底,黔江区发展形成了"一机场三铁路四高速"多向多式联运格局,武陵山机场航线由 8 条增加至 14 条,高速公路里程从 99 千米提高到 125 千米,铁路里程从 62 千米提高到 148 千米。黔江区区域中心城市集聚功能全面提升,高质量发展成效显著。

2. 完善旅游食宿设施

2021 年底黔江区拥有四星级酒店 3 家,精品连锁酒店 4 家,各类商务酒店和民俗客栈 300 余家,床位 1.5 万余张,建成了市级特色美食街区 5 家,濯水古镇美食街、三岔河休闲长廊、伴山国际夜市等特色商业街区相继建成投用,黔江鸡杂、绿豆粉、青菜牛肉、地牯牛、农家腊肉等特色美食转型升级为产业,极大推动了产业融合,提升了黔江品牌的知名度。

3. 构建复合型核心商圈

商圈作为商旅文体四大产业集聚体,可有效释放消费活力,成为地区旅游产业竞争优势之一。黔江区成功打造了集商务、酒店、购物、娱乐、休闲、金融等功能于一体的老城大十字核心商圈,"凡人街"智慧商圈服务平台建成投用,新城正阳商圈建设取得重大突破。黔江区不断提升商圈品质规模,打造智能化商圈,形成了老城区核心商圈和正阳新城核心商圈"双核心"区域级商圈格局,其客流涌动集聚效应凸显。

第五节　借鉴与启示

综合四川省成都市、四川省乐山市、重庆市北碚区、重庆市黔江区在健康产业与旅游产业融合发展过程中的成功经验,总结出如下借鉴与启示。

①加强政府扶持。政府扶持是健康产业与旅游产业融合发展的基础保障条件。政府主管部门应从制定旅游规划、招商引资、出台政策等方面加以扶持。第一,制定康养旅游发展规划。规划要充分衔接国家康养旅游政策,突出康养

主线,明确康养旅游项目招标、设计、施工、管理等内容。第二,积极招商引资。政府主管部门可以通过互联网进行"云招商"和"云服务",实现项目咨询、签约、服务一体化,重点关注大型旅游企业的发展动向,对业务领域进行细分,针对康养旅游领域精准招商,通过用地扶持奖励、租金补贴、水电气优惠、税收减免等优惠措施加大招商引资力度。第三,完善康养旅游政策。政府相关部门应出台涉及健康养老、土地流转、康养旅游产品、旅游资源开发与利用、市场准入等方面的政策,以规范康养旅游市场秩序。

②实施品牌工程。基于"政府主导、市场运作"实施旅游目的地康养旅游品牌工程。设置专职机构负责培育与推广康养旅游企业品牌;协同相关职能部门定期评选著名康养旅游企业品牌;引导和支持企业参与国际权威行业认证和品牌评选等。基于"政府主导、市场运作"原则实施品牌营销,由成渝地区双城经济圈各市文旅委牵头协调企业、行业协会、媒体、社会组织等组成营销主体,协调开展系列康养旅游品牌营销活动,包括构建信息共享平台、开展新媒体品牌广告宣传、策划主题品牌节庆活动、开展影视营销等。

③创新多元产品。康养旅游产品创新可以从创新功能、创新文化、创新结构3个方面入手。康养旅游产品应植入体验性强、文化内涵高、表现形式新的产品,开发康养文化知识沙龙、DIY创意工作坊、康养运动巡回赛等具有自我发展功能的康养旅游产品。相关部门应根据康养旅游资源禀赋,提炼主题康养文化,对文化素材进行艺术创作与展现,将其融入"食、住、行、游、购、娱"等康养旅游产品,开发"游、娱、用、医、养、学"等非基本旅游消费产品,运用免费试用、折扣优惠、会员折扣等市场营销方式深度拓展市场消费潜力[154]。

④统筹社会效益。旅游产业兼具经济效益和社会效益的综合产业属性。康养旅游产业在实现经济效益的同时,需要兼顾实现其乡村振兴、扶贫助困、促进就业、传承文化、保护生态等社会效益。只有经济效益和社会效益的双赢才能促进康养旅游产业可持续发展。

⑤拓展线上渠道。进入"互联网+"时代,康养旅游目的地和企业应与互联

网企业深度合作,创新"互联网+"旅游营销渠道,借力互联网平台营销康养旅游目的地品牌和产品。同时,康养旅游企业应运用微信、微博、博客、短视频平台等自媒体,创新微视频、微直播等营销方式,以有效拓展康养旅游市场。

⑥完善保障体系。康养旅游产业的保障体系是一个复杂的系统工程。它既需要充足的物资、资金、人员、信息等资源保障,又需要政府、行业协会、社会组织、企业等多主体共同参与。政府有关部门可以进行宏观调控,出台企业税收、用地、财政、投资融资等方面的政策,制定康养旅游产业发展规划,引领产业科学布局。旅游行业协会要牵头组建包括企业、高校、政府、社会组织、中介组织等在内的公共服务联盟,其承担政策服务、资金服务、人力服务、信息服务、技术服务、中介服务等公共服务职能。

⑦培养专业人才队伍。专业人才队伍是支撑健康产业与旅游产业融合发展的人力条件。一方面,在高等院校、高职院校、中职院校等不同类别的教育机构扩大康养旅游及其相关专业的招生规模,同时,打通职业教育与学历教育的衔接通道,为高职学生、中职学生继续攻读本科学历开辟渠道。另一方面,采取"走出去、请进来"的方式培养具有国际水平的康养旅游职业经理人,定期开展康养旅游人才培训、会议、沙龙等活动,促进高层次人才交流。

总之,健康产业与旅游产业融合发展是一项复杂的系统工程,它需要社会各方力量的广泛、深度参与。同时,成渝地区双城经济圈健康产业与旅游产业融合发展更应结合当地的文化习俗、历史沿革、资源禀赋和社会特点,在实践中不断总结经验和教训,以探索符合成渝地区双城经济圈实际的康养旅游发展路径。

第八章 成渝地区双城经济圈健康产业与旅游产业融合发展的对策

成渝地区双城经济圈健康产业与旅游产业融合发展水平较低,二者融合成效并不显著,只有成都和重庆主城达到协调状态,四大地域板块及其余 34 个城市均处于失调状态,区域差异十分明显。此外,两大产业融合的空间联系网络结构比较松散,地理位置和行政壁垒是形成"边缘区陷阱""接壤区洼地"及限制凝聚子群产生内在联系的重要因素。本章针对两大产业融合发展存在的问题,基于影响融合度空间分异的主要因素,提出健康产业与旅游产业融合发展对策,以期推动成渝地区双城经济圈两大产业高质量融合发展。

第一节 提振产业融合效应

成渝地区双城经济圈健康产业与旅游产业发展规模偏小,两大产业融合效应不强,不利于康养旅游产业的规模集聚和优化升级,亟须通过促进两大产业系统良性耦合、平衡三大梯队发展、打破行政区划界限来提振两大产业的融合效应。

(一)促进两大产业系统良性耦合

一是推动"旅游—健康"系统良性耦合。针对旅游产业发展领先、健康产业发展滞后的地区,如成渝西南部地区、重庆都市圈及重庆片区的 16 个城市,这些地区的旅游产业要依托自身资源，主动渗透到健康产业并与之融合。这些地区可以吸取日本、泰国、瑞士乃至成都市开展医疗旅游的成功经验，将瑜伽、冥想、健康管理、太阳浴、森林浴、补牙等健康项目作为旅游产品，让游客在旅游过程中主动参与健康项目。这些地区还可依托景区生态环境、旅游资源发展健康养生产业，在旅游景区设置养老院、体检中心、康复机构等健康疗养设施，以此带动健康产业发展。旅游各要素还可结合康养文化、资源向健康产业延伸，形成观养、住养、动养、文养、食养、疗养六位一体的康养旅游模式，从而实现"旅游—健康"系统良性耦合。

二是推动"健康—旅游"系统良性耦合。针对健康产业发展领先、旅游产业发展滞后的地区，如成渝东北部地区及四川片区的 11 个城市，这些地区在后续的协同发展过程中，应注意激发健康产业的发展潜力，明晰旅游产业的康养属性，通过健康产业向旅游产业的渗透融合提高二者的融合水平。这些地区可以以旅游景区为依托，借助大数据、互联网、5G、VR 等技术手段，将养生文化、中医药文化、少数民族医药文化等健康文化元素有意识地植入旅游产品中，激发旅游消费活力。此外，这些地区还可把健康场馆、健康产业基地、疗养院、中医药馆等健康产业资源作为旅游吸引物，将其设计在旅游线路中，以此推动两大产业融合，从而实现"健康—旅游"系统良性耦合。

（二）平衡三大梯队发展

成渝地区双城经济圈健康产业与旅游产业的耦合协调度等级区域差异较大，呈三级阶梯状变化，可通过平衡三大梯队发展以优化成渝地区耦合协调度等级。

一是发挥第一梯队在健康及旅游领域的辐射作用，通过构建资源互通、信息共享、客源互推、区域联动的康养旅游合作机制加强与第二梯队、第三梯队的协同协作和资源共享。位于第一梯队的成都和重庆主城应主动发挥核心带动作用，助推四大地域板块及其余 34 个失调城市早日达到协调状态。

二是打破第二梯队中四大地域板块的行政区划界限，将单一的康养旅游资源观、空间观转化为康养旅游全域观,考虑将内江、资阳、南充、荣昌等节点城市分别发展为成渝西南部地区、成都都市圈、成渝东北部地区及重庆都市圈的区域中心城市。区域中心城市一方面要带动板块内各城市的协同,另一方面要加强与其他 3 个地域板块的协作,通过优化四大地域板块特别是成渝西南部地区和成渝东北部地区的融合状态逐渐向第一梯队靠拢,以提升成渝地区双城经济圈整体的融合水平。

三是通过财政扶持、招商引资等措施加大对第三梯队特别是重庆片区 20 个城市的资本投入,通过财政转移支付等补偿方式对在区域协作过程中利益受损的第三梯队政府给予经济、财政或政策方面的补偿,以互利共赢的方式促进区域康养旅游协作,缩小第三梯队与前两个梯队的耦合协调度空间差异。同时,各地应依托巴蜀文化和"青山绿水"等资源,培育文化类、中医药类、温泉类本土特色康养旅游产品,对第三梯队的康养旅游产业布局、产品创新、品牌打造、营销宣传等进行统筹安排。各地政府部门要联合开展康养旅游营销活动,充分利用各地"双晒"平台,重点推介区域内康养旅游产品,提升其在旅游市场上的知名度,进而优化第三梯队的耦合协调度等级。

(三)打破行政区划界限

行政壁垒是成渝地区双城经济圈形成"接壤区洼地"和限制凝聚子群产生内在联系的重要因素,只有打破行政区划界限,健康产业与旅游产业的融合效应才能得到显著提升。

一是发挥政府主导作用,秉承一体化发展理念。政府应制定产业协同发展政策和相关规划,加强政策协同;推动城市交通互联互通,使成渝双核间、双核与主要城市间、成都都市圈"1 小时通达"目标加速实现,促进交通协同;搭建康养旅游资源共建共享平台,推动康养旅游产业科学布局,在政策协同、交通协同的基础上进一步实现旅游协同。政策协同、交通协同、旅游协同等有利于推进成渝地区一体化发展,进而破除行政壁垒。

二是组建耦合协调机构,在经济圈内推动经济区与行政区适度分离。以成都和重庆主城为中心,把旅游规划编制、交通网络建设、招商引资等部分的经济管理职能,交给联合成立的协调组织,并适当地将经济管理功能与非经济管理功能进行分离,使经济圈中的各个城市能够更好地按照各自的区域经济运作规则进行运作,从而实现同城化运作,提升健康产业与旅游产业融合效应。与此同时,在已有的协调工作基础上,从各个城市剥离出限制经济联系加深的行政权力,委托协调组织处理康养旅游产业布局、城市功能布局、空间规划等事项,并将促进两大产业融合的相关工作列入各城市特别是成都和重庆主城这两个主要城市的政府年度目标任务中去[155]。经济区与行政区的适度分离能有效破除经济圈内的行政区划界限。

第二节　优化协调发展空间

协调发展关系着地区之间健康产业与旅游产业融合发展要素的空间流动,对两大产业融合发展的规模和效应至关重要,可以从完善城市规模结构和加强城市空间联系两方面入手。

（一）完善城市规模结构

成渝地区双城经济圈要优化当前的城市规模结构,形成"双核心引领、多组团发展、非核心城市横向关联"的城市空间布局。继续发挥空间联系网络中成都和重庆主城这两大核心节点城市对周边城市的辐射带动作用,强化空间联动效应;提升点度中心性高于均值的其余11个节点城市的城市规模和集聚水平,使之成为带动空间联系网络中各城市融合发展的次级联动中心,考虑将内江、资阳、南充、荣昌等节点城市分别发展为成渝西南部地区、成都都市圈、成渝东北部地区及重庆都市圈的区域中心城市,促进区域中心城市经济活动、信息、要素等的迁入迁出,提升空间联系强度;非核心城市缺乏横向关联是空间联系网络密度低的主要原因,可以通过兼并重组、特许经营、租赁经营、战略联盟等经营模式组建重点康养旅游集团,构建特色鲜明、功能互补、分工明确的康养旅游产业体系,以集团为中心带动非核心城市康养旅游产业链和关联产业链发展,形成以核心城市为主、非核心城市为辅的康养旅游主导产业链,以此促进非核心城市的差异化发展和横向关联。

(二)加强城市空间联系

成渝地区双城经济圈要构建交通网络、通信网络等互联互通的现代化基础设施网络体系,通过提升区域间的通达性来加强城市空间联系。一方面,交通网络是缩短城市地理距离、促进区域协同发展的重要外部保障,成渝地区应积极完善交通基础设施建设,构建交通网络体系,提升成渝西南部和成渝东北部地区的公共交通基础设施建设,拓宽两大都市圈与西南、东北方向城市的沟通渠道,加快资源流通频率,提升互联互通水平。同时,成渝地区应不断完善集陆路、航空、水运于一体的交通网络体系,在经济圈内建立以高铁为主、高速公路为辅的覆盖经济圈各城市的陆地交通纽带,建设和完善以成都、重庆两大城市机场为国际航空枢纽,以绵阳、自贡、泸州等中等城市机场为节点的现代化机场网络,注重结合成渝地区地处长江中上游的特殊区位,加快建设经济圈内以长江为主的航运体系,最大程度降低各城市的流通成本[156]。成渝地区亟须通过完善交通基础设施和构建交通网络体系,扩大核心城市对边缘区城市的空间联动溢出效应,为成渝东北部地区主动向重庆都市圈、成都都市圈乃至成渝西南部地区寻求空间联系和跳出“边缘区陷阱”提供机会,破除因地理距离较远产生的邻近抱团问题。另一方面,通信网络是缩短城市空间距离的外部保障,成渝地区要着力推进两地通信一体化进程,基于5G、互联网、区块链等现代科技手段,构建以成都和重庆主城等第一“中间人”为主、广安和南充等第二“中间人”为辅的成渝数字化通信平台,聚焦“5G+智慧康养”应用场景,打造成渝健康产业与旅游产业融合创新高地,以提升成渝地区双城经济圈整体信息流影响力。同时,成渝地区还应培育一批具有辐射能力的“桥梁”城市,提升遂宁、资阳、内江、宜宾等城市的桥梁中介作用,加强与其余城市的联结能力,为信息、资源、要素等的流通提供媒介作用,改善经济圈内部信息流断层现状,从而加强空间联系网络中各城市以及 4 个凝聚子群间的两两空间联系。

第三节　促进产业要素协同

成渝地区双城经济圈健康产业与旅游产业融合发展的要素短板主要集中在落入"边缘区陷阱"的成渝东北部和成渝西南部地区的部分城市。这些城市地处成渝地区双城经济圈边缘地带,面临着科技创新不足、资源整合较差、人力资本缺乏等问题,单纯凭借自身发展难以与其他城市齐头并进,需要依靠周边地区的帮扶,通过强化科技支撑、整合规划资源、培育专业人才促进产业要素协同,进而形成优势互补、相互促进的产业发展格局。

（一）强化科技支撑

健康产业与旅游产业在生产技术、产品研发等方面存在技术壁垒,科技创新动力不足,二者在技术层面进行融合可以有效打破技术边界。新时期在健康产业与旅游产业中运用高新技术是推动两大产业深度融合的关键科技手段。一方面,成渝地区应以卫星遥感监测、数字化连续摄影、地理普查、资源统计等技术手段为基础,对机器学习的监测方法进行创新,用来监测成渝地区双城经济圈整体康养旅游资源质量的动态变化;同时结合康养旅游者在交通、住宿、餐饮、游乐等方面的消费情况,运用 GIS 追踪分析法,追踪游客的时空轨迹,基于此优化康养旅游目的地的旅游线路和空间布局[157]。另一方面,成渝地区应建立一个将健康产业与旅游产业结合的共享信息平台,在产品管理、销售管理、成本管理、资产管理等方面打通信息流动壁垒,让健康产业与旅游产业间各消费节点实现无缝对接,发展智慧康养旅游[158]。

（二）整合规划资源

成渝地区双城经济圈康养旅游资源类型多样,互补性较强,主要以温泉类、森林类、体育类、生态类康养旅游资源为主,中医药类、气候类、阳光类资源有待深入挖掘。一方面,整合地域康养旅游品牌。深入挖掘资源文化内涵,围绕巴蜀文化旅游走廊,打造巴渝特色文化 IP,突出中医药养生文化和少数民族医药文化。重庆片区温泉资源丰富,应推动旅游产业与温泉康养产业深度融合,以温泉康养旅游为着力点,突出"世界温泉之都"头衔,形成温泉康养旅游国际品牌;四川片区森林资源丰富,应深入推进旅游产业与森林康养产业融合,培育森林康养旅游知名品牌。成渝地区应以温泉康养和森林康养带动提升中医药康养、体育康养、乡村康养、气候康养等品牌,继而扩大成渝地区双城经济圈整体康养旅游的品牌影响力[159]。另一方面,整合规划康养旅游空间。成渝地区各级政府要联合各企业、专家进行实地调研,处理好点、线、面三者的关系,结合空间联系网络特征规划圈级发展模式,以成都和重庆主城为大圈,以"成、德、眉、资""遂、泸、合、綦"等同一凝聚子群内的次级节点城市为小圈,大圈带动小圈、小圈带动周边地区共同发展。同时,串联各类康养旅游资源,打造经济圈康养旅游精品线路,如北温泉—统景温泉—融汇温泉—天府温泉—青城道温泉等温泉康养旅游线路,仙女山—茶山竹海—彩色森林—水滴沟—百竹海—君天下等森林康养旅游线路。

(三)培育专业人才

人力资源是最活跃的资源,要想培养一批素质高、专业性强、创新能力突出的应用型康养旅游人才,需要政府、高校、企业、社会多方助力。第一,成渝地区各级政府部门应加强协作,通过实施租购房补贴、生活补贴、"零门槛"落户、人才奖励等优惠政策引进海内外康养旅游专业人才;建立区域康养旅游人才合作交流机制,通过康养旅游人才资质互认、康养旅游人才互引、完善康养旅游人才信息平台等手段实现人力资源共享,为成渝地区康养旅游协同发展提供智力支持和人才保障;通过增加教育支出、提高奖学金额度、学杂费及生活费补贴等优惠措施吸引学生报考相关专业,提高"造血"能力。第二,成渝地区各高校要优化康养旅游人才培养模式,在专业设置、课程设置、师资力量、教材选用、人才培养方案等方面作出改变,如为旅游管理专业学生开设 2~3 门诸如休闲康养旅游、养生旅游学等与康养旅游密切相关的课程,邀请康养旅游方面的专家学者授课;充分利用高校创新创业平台,鼓励康养旅游类项目参与"互联网+"创新创业系列大赛、"挑战杯"系列大赛、课题申报等,培育创新性强的复合型人才。第三,成渝地区各康养旅游企业应主动与高校联系,通过校招、人才引进、人才推荐等渠道进行员工招聘,运用绩效奖励、租房补贴、年终奖、旅游奖励等措施提高企业福利待遇,吸纳一批素质高、专业技能强的高校学生进入康养旅游行业,同时完善员工晋升机制,满足员工发展需求,避免康养旅游人才流失。

第四节　补齐发展环境短板

成渝地区双城经济圈健康产业与旅游产业融合发展的环境短板主要集中在落入"边缘区陷阱"和"接壤区洼地"的地区,其在融合过程中存在较高的协调成本,不利于健康产业与旅游产业提升融合效应并实现要素协同。结合环境和影响因素分析的结果,可从最为迫切的政策环境和市场环境入手补齐短板。

(一)加强政策扶持,补齐政策环境短板

成渝地区双城经济圈各级政府要充分认识健康产业与旅游产业融合的空间联系网络特征,加快建设推动健康产业与旅游产业高效融合的顶层设计,参考成渝地区在生态环境、营商环境、交通建设等领域的立法成果,围绕健康产业与旅游产业融合现状及其空间关联关系进行康养旅游协同立法,通过立法明确各地政府及文旅委职责,进而加快建立成渝地区双城经济圈健康产业与旅游产业耦合协调共治机制。一方面,应强化内部协作,破除行政区划界限。各地需打好配合战,建立区域协同机制,填平"接壤区洼地",为凝聚子群产生两两空间联系及形成跨行政区划、跨地理位置的凝聚子群提供契机,还应打造信息共享、资源互通的康养旅游合作平台,畅通成渝地区"12345"政务服务和旅游热线,构建协同利益补偿机制,对在融合发展中掉入"边缘区陷阱"的成渝东北部边缘地区给予政策、财政等方面的补偿,以互利共赢的方式推动两大产业高效融合发

展。另一方面,应注重外部协同,充分利用国内国际两大市场。在国内市场上,成渝地区政府应结合自身康养旅游资源禀赋、市场广阔的产业优势及发展潜力,推动经济圈在产品推介、营销宣传、旅游客源等方面与长三角、珠三角、京津冀等旅游城市群加强合作,以促进更大区域康养旅游协同发展,优化康养旅游市场结构。在国际市场上,成渝地区应依托"一带一路"和沟通东亚、东南亚、南亚的区位优势,通过宣传推介、简化签证手续、放宽签证发放条件等优惠政策,将国内康养旅游市场拓展至"一带一路"沿线国家及东亚、东南亚、南亚,进而将市场延伸至更为广阔的欧美市场,逐步形成以"外向型"为主导的康养旅游市场体系。

(二)培育消费市场,补齐市场环境短板

一方面,提升健康产业与旅游产业融合的供给能力,培育新产品、新业态,创造出新的康养旅游市场需求。创新性强的融合产品可以为两大产业融合形成的新业态提供强劲的市场竞争力,满足不断升级的市场消费需求。康养旅游可与林业、农业、体育、医疗、文化等相结合,寻求"林旅融合""农旅融合""体旅融合""医旅融合""文旅融合"等多样化发展模式以满足游客个性化的消费需求,针对不同市场群体开发具备竞争力的融合产品。例如,针对亚健康人群,推出康体健身类及养生膳食、森林氧浴、温泉 SPA、医疗体检等有助于缓解压力、维持健康的融合产品;针对健康人群,推出文化养生类融合产品,并在养生产品中植入中医药文化和少数民族医药文化,打造中医养生馆、民族养生学院;针对疾病人群,推出森林避暑、乡村度假、抗衰老体验、细胞活化治疗等养生和医疗类融合产品[159]。另一方面,实施特色品牌工程,将康养文化融入本土民俗文化、中医药文化、少数民族医药文化等文化内涵,完善康养文化资源品牌建设机制,强化品牌管理效能,同时文化赋能品牌包装,提升康养旅游文化效能,聚集品牌效应。邀请口碑好的高人气偶像或当地政府一把手担任品牌形象大使,推出优惠券、年卡、满减活动、生日补贴、特殊人群免费等惠民措施,培育品质高、创新性强、服务好的品牌产品,提升品牌美誉度。

第九章　研究结论与展望

第一节　结论与讨论

一、研究结论

健康产业与旅游产业融合是新时期破解旅游业发展困境的重要突破点。本书从地理学视角出发,选取成渝地区双城经济圈为研究区域,分析成渝地区健康产业与旅游产业融合发展环境,测算健康产业与旅游产业的融合度,分析两大产业融合的空间特征,测算出各因素对两大产业融合的影响程度,总结健康产业与旅游产业融合发展的实践经验,为成渝地区双城经济圈健康产业与旅游产业高质量融合发展提供参考路径。主要研究结论如下:

①新时期成渝地区双城经济圈健康产业与旅游产业融合发展的外部环境即政治环境、经济环境、社会环境和技术环境正面临重大变革,外部环境变化使健康产业与旅游产业融合发展的机遇和挑战并存,其变化带来的积极影响也提升了两大产业融合的可行性。

②构建健康产业与旅游产业融合度评价指标体系,运用熵值法、耦合协调度法实证分析成渝地区双城经济圈健康产业与旅游产业综合发展水平及两大

产业系统耦合协调度的时序演化特征。a. 从综合发展水平看,6 年间成渝地区双城经济圈整体、四大地域板块及 36 个城市健康产业与旅游产业的综合发展水平总体呈波动上升趋势,发展指数均分布在(0.01,0.6)内,发展水平较低。b. 从耦合协调度趋势看,6 年间成渝地区双城经济圈整体、四大地域板块及 36 个城市的耦合协调度总体呈波动上升趋势,其中成都都市圈的融合程度优于其他 3 个板块,成都市融合效果最好,丰都县融合效果最差,且除成都和重庆主城外,经济圈内其他城市的融合水平都较低,绝大多数不及 0.3。c. 从耦合协调度等级看,6 年间成渝地区双城经济圈整体的耦合协调度集中在(0.5,0.7)内,虽已达到协调状态,但协调等级偏低;四大地域板块的耦合协调度集中在(0.2,0.5)内,一直处于失调状态;36 个城市的耦合协调度集中在(0.1,0.7)内,两大产业融合发展水平偏低,只有成都和重庆主城处于协调状态,其余 34 个城市均处于失调状态。d. 从耦合协调度类型看,成渝东北部地区以及四川片区的 11 个城市属于旅游滞后型;成渝地区双城经济圈整体、成渝西南部地区、成都都市圈、重庆都市圈、重庆片区的 16 个城市及四川片区的乐山市、眉山市、雅安市属于健康滞后型;眉山市、万州区、合川区、忠县在发展过程中实现了两种类型的转变。

③对健康产业与旅游产业的综合发展水平、融合度进行空间演化分析,并从空间联系强度、网络密度、中心性、凝聚子群等方面进一步探究两大产业融合的空间联系网络特征。a. 从总体空间分布看,成渝地区双城经济圈健康产业与旅游产业的综合发展水平及两大产业的融合度呈"西高东低、由两核向周边辐射"的空间分布特征,耦合协调度等级大致呈三级阶梯状变化。b. 从空间联系强度看,成渝地区双城经济圈各城市健康产业与旅游产业融合的空间联系强度区域差异明显,形成了以成都和重庆主城为联系中心的放射状非均衡结构,大致呈"两核高、中部弱、东北低"的空间分布特征,在发展中形成了"接壤区洼地"和"边缘区陷阱"。c. 从空间联系网络看,成渝地区双城经济圈各城市健康产业与旅游产业融合的空间联系网络密度较低,网络结构比较松散,各城市的

点度中心性呈"两极独大、多核引领、边缘薄弱"的空间分布特征,空间联系网络形成了4个凝聚子群,其划分受地理因素、行政区划的影响较大。

④构建健康产业与旅游产业融合的影响因素评价指标体系,运用地理探测器方法探究影响成渝地区双城经济圈健康产业与旅游产业融合度空间分异的驱动因子,并进一步探究二者融合的影响机制。a. 政策支持、经济发展、市场需求、产业发展是成渝地区双城经济圈健康产业与旅游产业融合的主要影响因素,其因子探测均值从大到小依次为政策支持、产业发展、市场需求、经济发展。b. 各探测因子对健康产业与旅游产业融合度空间分异的影响力均值从大到小依次为医疗卫生机构总收入(X_9)、全社会固定资产投资(X_1)、地方一般公共预算支出(X_2)、社会消费品零售总额(X_6)、康养旅游收入(X_8)、康养旅游人数(X_5)、旅游企业数量(X_{10})、第三产业占 GDP 比重(X_3)、人均 GDP(X_4)、人均康养旅游消费支出(X_7),其中医疗卫生机构总收入是影响健康产业与旅游产业融合度空间分异的主导因子。c. 两因子在交互作用时能够提高对两大产业融合度空间分异的解释程度,产生"1+1>2"的互补增强效应,各因子交互作用时的影响力均值排序为 $X_8 \cap X_9 > X_2 \cap X_8 > X_6 \cap X_8 > X_1 \cap X_8 > X_1 \cap X_9 > X_2 \cap X_6 > X_1 \cap X_2 > X_6 \cap X_9 > X_2 \cap X_9 > X_1 \cap X_6$,其中医疗卫生机构总收入与康养旅游收入交互作用后的解释力最强。d. 成渝地区双城经济圈健康产业与旅游产业融合的影响机制由4个部分组成,即市场需求驱动力、产业发展支撑力、政策支持调控力、经济发展保障力。

⑤成渝地区双城经济圈健康产业与旅游产业融合发展的经验和启示主要有:从制定旅游规划、招商引资、出台政策等方面加强政府扶持;基于"政府主导、市场运作"实施旅游目的地康养旅游品牌工程;从创新功能、创新文化、创新结构3个方面创新多元产品;康养旅游产业在实现经济效益的同时需要兼顾社会效益;创新"互联网+"旅游营销渠道;完善康养旅游保障体系;组建专业人才队伍。

⑥成渝地区双城经济圈健康产业与旅游产业存在融合成效不显著、区域差

异较大、融合等级偏低、行政壁垒严重等问题,对此提出优化建议,即提振产业融合效应、优化协调发展空间、促进产业要素协同、补齐发展环境短板。

二、研究讨论

在"健康中国"战略、人口老龄化背景下,健康产业与旅游产业融合发展具有重要的现实意义。在此背景下,康养旅游作为一种新兴的旅游形式受到了人们的关注,其健康养生、医疗保健、休闲娱乐的作用符合现阶段大众旅游者的康养需求,是新时期破解旅游业发展困境的重要突破点,也是推动成渝地区双城经济圈建设、补齐发展短板的重要途径。通过对成渝地区双城经济圈健康产业与旅游产业融合的时空特征及影响因素进行探究,可以在一定程度上反映卫生健康委和文旅委的改革绩效,对创建康养旅游示范区、产业高质量融合发展具有重要的决策价值,对提升成渝地区双城经济圈综合实力和竞争力,促进区域协调发展,形成优势互补、高质量发展区域经济布局具有重要意义。可以肯定的是,随着改革持续深入推进,健康产业与旅游产业的边界将越来越模糊,两大产业的融合程度不断加深,融合环境、康养旅游供给、消费市场、消费观念等将得到明显改善,对成渝地区的康养旅游发展将产生积极成效,这也充分体现了党中央作出健康及旅游体制机制重大改革决策的前瞻性和科学性。同时,健康产业与旅游产业高质量融合发展是一项复杂的系统工程,不可能一蹴而就,需要成渝地区双城经济圈各级政府部门、康养旅游企业多方助力,加强协同协作。

第二节　主要研究贡献

本书运用耦合协调度法、修正引力模型、社会网络分析法、地理探测器等方法,探究成渝地区双城经济圈健康产业与旅游产业融合的时空特征及其影响因素,作出了如下研究贡献:

①从时序演化和空间演化两个维度分析了健康产业与旅游产业融合的时空特征,特别是基于产业融合视角刻画了健康产业与旅游产业融合的空间联系网络特征。采用空间联系网络刻画健康产业与旅游产业融合的空间特征是对现有研究的补充,现有相关研究主要集中在旅游经济、旅游流、城市群或单个产业的空间联系网络,基于产业融合视角的空间联系网络研究比较空缺。因此,本书基于产业融合的特性,引入两大产业的耦合协调度对传统牛顿引力模型进行修正,修正后的引力模型可以相对精准地构建健康产业与旅游产业融合的空间联系网络,更好地反映健康产业与旅游产业融合的空间特征。

②从供需关系角度构建了健康产业与旅游产业融合的影响机制框架,引入地理探测器,探究健康产业与旅游产业融合度空间分异的影响因素。以往的研究多定性分析影响健康产业与旅游产业融合的因素,并未进一步探究各因素的影响程度,且在探究影响因素程度的少量研究中,经济因素的影响程度通常大于政策因素,是影响两大产业融合的主导因素。而本书将地理探测器引入健康产业与旅游产业融合的驱动力研究中,在健康产业与旅游产业融合的影响因素评价指标体系中创新性地添加康养旅游人数和康养旅游收入两大指标,定量测算得出政策因素的影响程度大于经济因素。这不同于以往研究的结论,并从供需关系角度构建健康产业与旅游产业融合的影响机制框架,是对现有研究成果的有益补充。

第三节 研究不足与展望

一、研究不足

成渝地区双城经济圈健康产业与旅游产业高质量融合发展符合新时期大众的旅游需求。本书虽探究了两大产业融合的时空特征和影响因素,但由于个人研究水平有限、认识不全、数据获取不易等,书中仍存在许多不足之处。

首先,健康产业与旅游产业融合的理论有待进一步研究。本书仅对健康产业与旅游产业融合的理论基础做了浅层次的分析,并未进一步探究两大产业融合的机理、模式、路径等更深层次的理论。

其次,健康产业与旅游产业融合的评价指标体系有待完善。由于成渝地区双城经济圈覆盖范围较广,特别是重庆市区县较多,数据获取难度较大,因此在健康产业与旅游产业的指标选取上有一定的局限性,创新性体现不足,无法全面反映健康产业与旅游产业的融合水平。

再次,健康产业与旅游产业融合的内容有待进一步研究。由于数据的局限性,本书仅使用了2016—2021年的相关数据,使对成渝地区双城经济圈健康产业与旅游产业融合的时空特征及影响因素的认识仅停留在近6年,且缺乏从长三角、珠三角等区域层面对两大产业融合发展效应的横向比较。

最后,政策因素对健康产业与旅游产业的融合效应有待进一步研究。本书发现政策支持是影响健康产业与旅游产业融合发展的主导因素,但政策能够多大程度推动二者融合,政策实施效果如何,国家和地方层面的组合政策会给两大产业带来哪些影响,这些都是未来研究可以持续关注的领域。

二、研究展望

未来可夯实基础理论研究,对康养旅游的概念内涵、产业构成与产业边界、发展模式与路径等进行深入和细化研究,争取形成系统的理论框架。同时结合共享经济下健康产业与旅游产业融合发展面临的新问题,从共享经济理论与传统产业经济理论的跨学科视角研究两大产业的融合效应及康养旅游产业创新发展的成果。

随着国家和区域层面健康产业、旅游产业及康养旅游产业统计数据的不断完善,未来可将研究的时间范围扩大,探究近10年成渝地区两大产业融合发展的效应,还可从长三角、珠三角等区域层面展开与成渝地区双城经济圈健康产业与旅游产业融合发展效应的横向比较,通过横向比较分析成渝地区两大产业融合发展的优势和劣势,并借鉴其他区域在健康产业与旅游产业融合发展中的有益经验。

后续还可依靠成渝地区的文旅委获取相关数据,并深入实地调研,根据健康产业与旅游产业的产业属性,用更新型的研究方法和更全面、更具创新性的指标测度二者的耦合关系以及影响因素,同时进一步探究政策因素对成渝地区双城经济圈健康产业与旅游产业融合的推动效应。

参考文献

［1］丁小宸.美国健康产业发展研究［D］.长春:吉林大学,2018.

［2］翟春,宋成.我国体育与健康产业的协同发展模式对策研究［J］.沈阳工程学院学报(社会科学版),2016,12(4):466-471.

［3］曲景慧.中国文化产业与旅游产业融合发展的时空变动分析［J］.生态经济,2016,32(9):129-134.

［4］徐翠蓉,张广海.新时代文化产业与旅游业互动融合发展研究［M］.北京:中国社会科学出版社,2019.

［5］李天元.旅游学概论［M］.7 版.天津:南开大学出版社,2014.

［6］张涛.旅游业内部支柱性行业构成辨析［J］.旅游学刊,2003,18(4):24-29.

［7］ROSENBERG N. Technological change in the machine tool industry,1840-1910［J］.The Journal of Economic History,1963,23(4):414-443.

［8］植草益.信息通讯业的产业融合［J］.中国工业经济,2001(2):24-27.

［9］周振华.产业融合:新产业革命的历史性标志:兼析电信、广播电视和出版三大产业融合案例［J］.产业经济研究,2003(1):1-10.

［10］陈家海.产业融合:狭义概念的内涵及其广义化［J］.上海经济研究,2009,21(11):35-41.

［11］STANCIULESCU G C,DIACONESCU G N,DIACONESCU D M. Health,spa,wellness tourism. What is the difference?［J］. Knowledge Horizons-Economics,2015,7(3):158-161.

［12］任宣羽.康养旅游:内涵解析与发展路径［J］.旅游学刊,2016,31(11):1-4.

［13］国家旅游局.旅游行业标准 LB/T 051—2016 国家康养旅游示范基地［EB/

OL].(2016-01-05)[2022-12-15].中华人民共和国文化和旅游部官网.

[14] 龚勤林,宋明蔚,韩腾飞.成渝地区双城经济圈协同创新水平测度及空间联系网络演化研究[J].软科学,2022,36(5):28-37.

[15] FRATER J M. Farm tourism in England—Planning, funding, promotion and some lessons from Europe[J]. Tourism Management,1983,4(3):167-179.

[16] GRAMANN J. The convergence of outdoor recreation and tourism research [J]. Annals of Tourism Research,1988,15(2):282-283.

[17] GRETZEL U,KOO C,SIGALA M, et al. Special issue on smart tourism: Convergence of information technologies, experiences, and theories [J]. Electronic Markets,2015,25(3):175-177.

[18] COHEN S. Screaming at the moptops: convergences between tourism and popular music[M]//CROUCH, D, JACKSON, R. The media and the tourist imagination:converging cultures. London:Routledge, 2005:90-105.

[19] BORMAN E. Health tourism:Where healthcare, ethics, and the state collide [J]. British Medical Journal,2004,328(7431):60-61.

[20] 张天玉.旅游业和博物馆业的融合与发展[J].中原文物,2000(6):71-73.

[21] 张凌云.旅游产业融合的基础和前提[J].旅游学刊,2011,26(4):6-7.

[22] 何建民.我国旅游产业融合发展的形式、动因、路径、障碍及机制[J].旅游学刊,2011,26(4):8-9.

[23] 倪明辉.黑龙江省民族地区康养旅游产业跨界融合模式研究[J].黑龙江民族丛刊,2022(2):82-89.

[24] 赵黎明.经济学视角下的旅游产业融合[J].旅游学刊,2011,26(5):7-8.

[25] 曹世武,郑向敏.旅游产业融合动力机制研究:博弈论的解释框架[J].求索,2011(12):5-7.

[26] 麻学锋,张世兵,龙茂兴.旅游产业融合路径分析[J].经济地理,2010,30(4):678-681.

[27] 丁雨莲,赵媛.旅游产业融合的动因、路径与主体探析:以深圳华强集团融合发展旅游主题公园为例[J].人文地理,2013,28(4):126-131.

[28] 李志勇,于萌.旅游产业融合视角下欠发达地区经济发展路径探索[J].四川大学学报(哲学社会科学版),2014(4):117-124.

[29] 黄蕊,侯丹.东北三省文化与旅游产业融合的动力机制与发展路径[J].当代经济研究,2017(10):81-89.

[30] 李在军.冰雪产业与旅游产业融合发展的动力机制与实现路径探析[J].中国体育科技,2019,55(7):56-62.

[31] 高凌江,夏杰长.中国旅游产业融合的动力机制、路径及政策选择[J].首都经济贸易大学学报,2012,14(2):52-57.

[32] 杨懿,时蓓蓓.健康旅游产业融合发展:动力、机理与路径[J].湖湘论坛,2020,33(5):126-135.

[33] HUEI C T,HWA C J,HIRAM T, et al. Will destination image drive the intention to revisit and recommend? Empirical evidence from golf tourism[J]. International Journal of Sports Marketing and Sponsorship, 2022, 23 (2): 385-409.

[34] LIU Z W,WANG A Q,WEBER K, et al. Categorisation of cultural tourism attractions by tourist preference using location-based social network data:The case of Central,Hong Kong [J]. Tourism Management,2022,90:104488.

[35] GUO H A,JORDAN E J. Social exclusion and conflict in a rural tourism community:A case study from Likeng Village, China [J]. Tourist Studies, 2022,22(1):42-60.

[36] 李在军,崔亚芹.中国冰雪旅游产业融合发展的机制与推进路径研究[J].首都体育学院学报,2021,33(3):299-307.

[37] 魏妮茜,项国鹏.长三角地区茶产业与旅游产业融合发展的效果测度研究[J].茶叶科学,2021,41(5):731-742.

［38］徐沁.农村新零售与旅游产业融合发展研究［J］.商业经济研究,2021
（13）:130-132.

［39］张白平,彭瑛.自然旅游区农业与旅游产业融合发展思路:以贵州黄果树
景区为例［J］.贵州农业科学,2013,41（7）:203-205.

［40］梁纪尧.刍议新时期商业、文化与旅游融合发展的主要模式和对策［J］.现
代营销（经营版）,2018（6）:105.

［41］杨永超.文化创意产业与旅游产业融合消费机制研究［J］.学术交流,2013
（8）:208-211.

［42］陈中文,江军民,段友芳.湖北黄梅戏文化与旅游产业融合研究［J］.湖北
社会科学,2013（9）:196-198.

［43］HINCH T D,HIGHAM J E S. Sport tourism:A framework for research［J］.
International Journal of Tourism Research,2001,3（1）:45-58.

［44］姜永常.旅游产业融合发展的动力、机制与策略研究:以文化旅游业为例
［J］.哈尔滨商业大学学报（社会科学版）,2013（4）:107-112.

［45］徐虹,范清.我国旅游产业融合的障碍因素及其竞争力提升策略研究［J］.
旅游科学,2008,22（4）:1-5.

［46］严伟.旅游场域视角下的旅游产业融合度实证研究［J］.社会科学家,2015
（1）:90-95.

［47］陈炜.民族地区传统体育文化与旅游产业融合发展的驱动机制研究［J］.
广西社会科学,2015（8）:194-198.

［48］陈红玲,郑馨,赵赞.我国文化和旅游产业融合效率的时空动态演化及其
驱动机理［J］.资源开发与市场,2022,38（1）:99-106.

［49］危浪,桂学文.农业与旅游产业融合发展的系统动力学分析［J］.数学的实
践与认识,2020,50（19）:261-268.

［50］周春波.文化与旅游产业融合动力机制与协同效应［J］.社会科学家,2018
（2）:99-103.

[51] 王公为.茶产业与旅游产业的融合互动发展研究:以"万里茶道"中国段沿线 8 省区为例[J].茶叶科学,2020,40(4):555-564.

[52] 尹宏,王苹.文化、体育、旅游产业融合:理论、经验和路径[J].党政研究,2019(2):120-128.

[53] 张海燕,王忠云.基于产业融合的文化旅游业竞争力评价研究[J].资源开发与市场,2010,26(8):743-746.

[54] 宋长善.江苏文化产业和旅游产业融合发展研究[J].艺术百家,2021,37(4):84-91.

[55] 严伟.基于 AHP-模糊综合评价法的旅游产业融合度实证研究[J].生态经济,2014,30(11):97-102.

[56] 李锋,陈太政,辛欣.旅游产业融合与旅游产业结构演化关系研究:以西安旅游产业为例[J].旅游学刊,2013,28(1):69-76.

[57] 尹华光,邱久杰,姚云贵,等.武陵山片区文化产业与旅游产业融合发展效益评价研究[J].北京联合大学学报(人文社会科学版),2016,14(1):79-88.

[58] 樊爱霞,潘海岚,王晓琴.基于投入产出模型的云南旅游产业融合实证研究[J].云南民族大学学报(哲学社会科学版),2015,32(1):128-135.

[59] TORRE A,SCARBOROUGH H. Reconsidering the estimation of the economic impact of cultural tourism[J]. Tourism Management,2017,59:621-629.

[60] 黄蕊,徐倩.产业发展的效率锁定与效率变革:基于"文化+旅游"产业融合视域[J].江汉论坛,2020(8):37-45.

[61] 方世敏,王海艳.基于系统论的农业与旅游产业融合:一种粘性的观点[J].经济地理,2018,38(12):211-218.

[62] 朱晓辉.基于产业融合理论的舟山健康旅游发展研究[J].江苏商论,2018(10):76-80.

[63] 夏全.基于产业融合理论的上饶中医药健康旅游发展路径研究[D].南昌:

江西中医药大学,2021.

[64] 杨于钦.产业融合视角下湖北省蕲春县健康旅游发展路径研究[D].武汉：
华中师范大学,2020.

[65] 章露.后疫情时代"旅游+大健康"深度融合的机遇与风险[J].质量与市
场,2020(7):66-68.

[66] 赵恩兰."健康中国"战略下我国旅游与养老融合发展模式与推动策略研
究[J].山东商业职业技术学院学报,2019,19(2):15-19.

[67] HARRYONO M,HUANG Y F,MIYAZAWA K,et al. Thailand medical tourism
cluster[J]. Harvard Business School Microeconomics of Competitiveness,2006
(5):1-31.

[68] 金媛媛,王淑芳.乡村振兴战略背景下生态旅游产业与健康产业的融合发
展研究[J].生态经济,2020,36(1):138-143.

[69] 刘大鹏.大庆市运动健康产业与旅游产业融合发展探索研究[J].当代体
育科技,2021,11(26):147-150.

[70] 赵恒伯,张彪,吴海波,等.中医药康养旅游产业发展模式与路径探析[J].
企业经济,2022,41(9):153-160.

[71] 刘晓农.我国温泉旅游的发展路径[J].湖南科技大学学报(社会科学版),
2019,22(6):179-184.

[72] 丛丽,张玉钧.对森林康养旅游科学性研究的思考[J].旅游学刊,2016,31
(11):6-8.

[73] 徐萌,俞莹.促进旅游和健康产业融合 助推乡村旅游转型升级[J].环球市
场信息导报,2015(25):7-10.

[74] BEZRUCHKA S. Medical tourism as medical harm to the third world:Why?
For whom? [J]. Wilderness & Environmental Medicine,2000,11(2):77-78.

[75] BISHOP R,LITCH J A. Medical tourism can do harm[J]. BMJ,2000,320
(7240):1017.

［76］ NARANONG A,NARANONG V. The effects of medical tourism：Thailand's experience［J］. Bulletin of the World Health Organization,2011,89（5）：336-344.

［77］ SAYILI M,AKCA H,DUMAN T,et al. Psoriasis treatment via doctor fishes as part of health tourism：A case study of Kangal Fish Spring,Turkey［J］. Tourism Management,2007,28（2）：625-629.

［78］ BACHINGER M,RAU H. Forest-based health tourism as a tool for promoting sustainability［M］//SCHMIDPETER R, CAPALDI N, SAMUEL O, et al. International Dimensions of Sustainable Management：Latest Perspectives From Corporate Governance, Responsible Finance and Csr. Berlin：Springer -Verlag, 2019：87-104.

［79］ PONDER L M,HOLLADAY P J. The transformative power of yoga tourism ［M］//SAVENER A. Transformational tourism：tourist perspectives. London：CABI,2013：98-107.

［80］ 李晓梅,王知人. 旅游产业与健康产业融合发展研究：以河北省为例［J］. 科技经济市场,2021（4）：145-147.

［81］ 赵红艳,李桥兴,吴俊芳. 大健康旅游产业融合发展的可拓创意及评价：以贵州省为例［J］. 广东工业大学学报,2019,36（3）：1-7.

［82］ DRYGLAS D,SALAMAGA M. Segmentation by push motives in health tourism destinations：A case study of Polish spa resorts［J］. Journal of Destination Marketing & Management,2018,9：234-246.

［83］ HAWKINS D E, CHANG B, WARNES K. A comparison of the National Geographic Stewardship Scorecard Ratings by experts and stakeholders for selected World Heritage destinations［J］. Journal of Sustainable Tourism, 2009,17（1）：71-90.

［84］ TURNER L. First world health care at third world prices：Globalization, bioethics and medical tourism[J]. BioSocieties,2007,2(3):303-325.

[85] GREEN S T. Medical tourism—a potential growth factor in infection medicine and public health[J]. Journal of Infection,2008,57(5):429.

[86] CLARKE A. Wellness and tourism:mind,body,spirit[J]. Annals of Tourism Research,2010,37(1):276-278.

[87] 孙洪杰,杨婷婷. 中尼国际医疗旅游合作基础、风险及建议[J]. 对外经贸实务,2020(9):89-92.

[88] ROGERSON C,ROGERSON J. COVID-19 and changing tourism demand:Research review and policy implications for South Africa[J]. African Journal of Hospitality,Tourism and Leisure,2021,10(1):1-21.

[89] WONG K M,MUSA G. Retirement motivation among 'Malaysia My Second Home' participants[J]. Tourism Management,2014,40:141-154.

[90] 宋玉芹,汪德根. 近10年国内外医疗旅游研究比较[J]. 地理与地理信息科学,2011,27(6):105-110.

[91] 黄琴诗,朱喜钢,曹钟茗,等. 国外康养旅游研究的转型与趋势:基于英文文献的计量分析[J]. 林业经济,2020,42(2):48-58.

[92] MILSTEIN A,SMITH M. America's new refugees—Seeking affordable surgery offshore[J]. New England Journal of Medicine,2006,355(16):1637-1640.

[93] BOOKMAN M Z,BOOKMAN K R. Medical tourism in developing countries [M]. New York:Palgrave Macmillan,2007.

[94] 马健. 产业融合理论研究评述[J]. 经济学动态,2002(5):78-81.

[95] 何秋洁,羊芯谊,陈国庆. 大健康产业与养老产业融合发展机理及路径研究[J]. 忻州师范学院学报,2020,36(5):51-55.

[96] 生延超,钟志平. 旅游产业与区域经济的耦合协调度研究:以湖南省为例[J]. 旅游学刊,2009,24(8):23-29.

[97] ROBERTS M J, ULLMAN E L. American commodity flow [J]. Land

Economics,1957,33(4):369.

[98] 国家统计局.中华人民共和国 2021 年国民经济和社会发展统计公报[EB/OL].(2022-02-28)[2022-12-15].国家统计局官网.

[99] 张妍.关于加快我国健康旅游产业高质量发展的探析[J].产业创新研究,2020(22):120-121.

[100] 黄高原.全国文化和旅游投融资项目遴选结果公布:320 个项目总投资 6194.1 亿元,拟融资 2325.4 亿元[N].中国旅游报,2021-01-12(1).

[101] 边钰,郭静雯,徐中成.88 个重大文旅项目签约:涉及总金额 1336 亿元[N].四川日报,2021-09-29(9).

[102] 陈潜.重庆公布 129 个重点文旅产业项目[N].中国旅游报,2021-02-03(2).

[103] 国家统计局.第七次全国人口普查公报[EB/OL].(2021-05-11)[2021-12-15].国家统计局官网.

[104] 中国旅游研究院.中国国内旅游发展年度报告 2022 [M].北京:旅游教育出版社,2022.

[105] 李莉,陈雪钧.康养旅游产业创新发展的影响因素研究[J].企业经济,2020,39(7):116-122.

[106] 吕雅辉,张润清."云旅游"的特点与发展趋势[N].中国旅游报,2020-07-13(3).

[107] 汪盈.启动效率革命,缔造新健康产业[N].北京晚报,2021-09-29(27).

[108] TANG Z. An integrated approach to evaluating the coupling coordination between tourism and the environment[J]. Tourism Management,2015,46:11-19.

[109] BAZARGANI R H Z, KILIÇ H. Tourism competitiveness and tourism sector performance:Empirical insights from new data[J]. Journal of Hospitality and Tourism Management,2021,46:73-82.

［110］徐飞,李彬.基于耦合模型的辽宁省文化与旅游产业融合态势测度［J］.辽宁大学学报(哲学社会科学版),2021,49(2):70-78.

［111］吴代龙,曹芳东.旅游产业与信息化耦合的时空特征与影响因素:以长三角地区为例［J］.江淮论坛,2021(1):29-36.

［112］赵书虹,陈婷婷.云南省旅游驱动型城市旅游产业与城镇化耦合协调驱动因素分析［J］.旅游科学,2020,34(3):78-93.

［113］翁钢民,李慧盈.京津冀旅游产业协同发展水平测度与整合路径研究［J］.资源开发与市场,2017,33(3):369-372.

［114］范红艳,薛宝琪.河南省旅游产业与文化产业耦合协调度研究［J］.地域研究与开发,2016,35(4):104-109.

［115］BRANSTON J R,RUBINI L,SUGDEN R,et al. The healthy development of economies:A strategic framework for competitiveness in the health industry ［J］. Review of Social Economy,2006,64(3):301-329.

［116］耿烽.健康服务业区域竞争力评价研究［D］.合肥:合肥工业大学,2018.

［117］梅蕾,胡荣荣,张鹏,等.区域健康服务业发展水平评价及对策研究:基于内蒙古的实证分析［J］.中国卫生事业管理,2020,37(10):725-730.

［118］刘龙飞.我国体育产业与健康产业融合测度与评价［D］.太原:山西财经大学,2021.

［119］孙宁,郭东辉,计承斌,等.我国中医药健康产业竞争力评价研究［J］.卫生软科学,2020,34(12):22-27.

［120］赵传松.中国旅游产业与三次产业融合及时空演化［J］.经济问题探索,2019(10):165-174.

［121］朱喜安,魏国栋.熵值法中无量纲化方法优良标准的探讨［J］.统计与决策,2015(2):12-15.

［122］鲍洪杰,王生鹏.文化产业与旅游产业的耦合分析［J］.工业技术经济,2010,29(8):74-78.

[123] 廖重斌.环境与经济协调发展的定量评判及其分类体系:以珠江三角洲城市群为例[J].热带地理,1999,19(2):171-177.

[124] 张琰飞,朱海英.西南地区文化产业与旅游产业耦合协调度实证研究[J].地域研究与开发,2013,32(2):16-21.

[125] 李福柱,苗青.黄河流域城市生态保护与经济高质量发展耦合的空间网络特征[J].统计与决策,2022,38(5):80-84.

[126] 刘军.社会网络分析导论[M].北京:社会科学文献出版社,2004.

[127] 李梦程,王成新,刘海猛,等.黄河流域城市发展质量评价与空间联系网络特征[J].经济地理,2021,41(12):84-93.

[128] 向鹏成,游昀艳.成渝地区双城经济圈交通基础设施互联互通水平评价[J].公路,2022,67(12):238-244.

[129] 徐淑红,朱显平.关于推进松原市文化产业和旅游产业融合发展的对策思考[J].税务与经济,2016(3):108-112.

[130] 孟茂倩.文化产业与旅游产业融合发展探析[J].中州学刊,2017(11):37-40.

[131] 马胜清.文化产业与旅游产业融合机理及经济效应[J].社会科学家,2021(5):101-106.

[132] 李梦程,王成新,薛明月,等.我国海岛旅游发展与生态环境耦合协调评价与影响因素研究[J].世界地理研究,2021,30(5):1048-1060.

[133] 陈超凡,王赟.连片特困区旅游扶贫效率评价及影响因素:来自罗霄山片区的经验证据[J].经济地理,2020,40(1):226-233.

[134] 许宪春.国内生产总值核算的重要意义和作用[J].中国统计,2003(2):8-9.

[135] 王敏.湖南省旅游产业与体育产业融合度及影响因素研究[D].湘潭:湘潭大学,2018.

[136] 谷昊鑫,秦伟山,赵明明,等.黄河流域旅游经济与生态环境协调发展时

空演变及影响因素探究[J].干旱区地理,2022,45(2):628-638.

[137] 王新越,芦雪静,朱文亮.我国主要旅游城市旅游业发展影响因素分析与评价[J].经济地理,2020,40(5):198-209.

[138] 贾垚焱,胡静,刘大均,等.中国省域生态-文化-旅游协调发展时空分异及影响因素研究[J].世界地理研究,2021,30(3):620-631.

[139] 王劲峰,徐成东.地理探测器:原理与展望[J].地理学报,2017,72(1):116-134.

[140] 汪亚琴,姚顺波,侯孟阳,等.基于地理探测器的中国农业生态效率时空分异及其影响因素[J].应用生态学报,2021,32(11):4039-4049.

[141] 魏钦恭,邹静娴,曾晨.居民消费结构与方式变革特征[N].北京日报,2019-05-20(14).

[142] 刘依林.中国最具投资吸引力城市 成都十连冠[N].成都日报,2023-04-03(1).

[143] 李彦琴.一批重大文旅项目集中签约、开工[N].成都商报,2023-03-28(2).

[144] 李菲菲.成都新增1家省级森林康养基地[N].成都日报,2023-01-03(2).

[145] 殷航,杜江茜.全国政协委员多央娜姆:推出更多"成都礼物"让游客感觉更巴适[EB/OL].(2018-03-09)[2023-04-10].封面新闻.

[146] 赵径.奏响中医药发展的乐山乐章[N].乐山日报,2022-02-11(1).

[147] 刘怡.乐山:"五大战役"决战脱贫攻坚[N].四川日报,2018-10-17(2).

[148] 责任者不明.坚守初心用真情 铺就脱贫致富路[EB/OL].(2020-07-27)[2023-04-15].乐山新闻网.

[149] 王彩艳,盛志信,赵东旭.北碚区推进"康养旅"产业深度融合发展[N].重庆日报,2019-01-14(4).

[150] 杨一一,贺煜.中国首届温泉与气候养生旅游国际研讨会在重庆北碚召

开 国内外专家"献智"重庆温泉产业发展[J].重庆与世界,2018(21):
24-26.

[151] 王淳.探秘北碚区15分钟"养老服务圈"[N].重庆晨报,2020-06-22(2).

[152] 杨英姿.渝东南片区康养产业发展路径研究:以重庆市黔江区为例[J].
重庆行政,2021,22(3):85-88.

[153] 姚兴会.加快推进黔江全域旅游的思考[J].重庆行政(公共论坛),2018,
19(1):91-92.

[154] 陈雪钧.康养旅游产业高质量发展研究:以重庆市为例[M].北京:人民
交通出版社,2022.

[155] 盛毅,杜雪锋.基于经济区与行政区适度分离视角的成渝地区双城经济
圈建设路径[J].西华大学学报(哲学社会科学版),2021,40(2):87-94.

[156] 张鹏飞,刘新智."产业—交通—人口"协调发展的时空格局与演进研究:
以成渝地区双城经济圈为例[J].城市问题,2021(9):60-74.

[157] 刘俊,王胜宏,余云云.科技创新:生态旅游发展关键问题的思考[J].旅
游学刊,2021,36(9):5-7.

[158] 张颖超.商贸流通业与智慧旅游融合发展机理与路径创新[J].商业经济
研究,2021(15):177-179.

[159] 陈雪钧,邓莹.论重庆市康养旅游高质量发展路径[J].重庆交通大学学
报(社会科学版),2022,22(2):67-73.